간전문 의대교수의 사례중심 특강

간기능검사 돋보기

간기능검사 돋보기

2023년 1월 20일 1판 1쇄 발행
2024년 1월 10일 1판 2쇄 발행

지은이 | 정영화

펴낸이 | 김진환
펴낸곳 | 학지사메디컬 HAKJISAMEDICAL
04031 서울특별시 마포구 양화로 15길 20 마인드월드빌딩
대표전화_ 02-330-5188 팩스_ 02-326-0338
등 록 | 2010년 2월 8일 제313-2010-36호
메 일 | hakjisamd@hakjisamd.co.kr
홈페이지 | http://www.hakjisamd.co.kr

ISBN 979-11-92867-17-5 93510

가 격 | 22,000원

간전문 의대교수의 사례중심 특강

간기능검사 돋보기

정영화 저

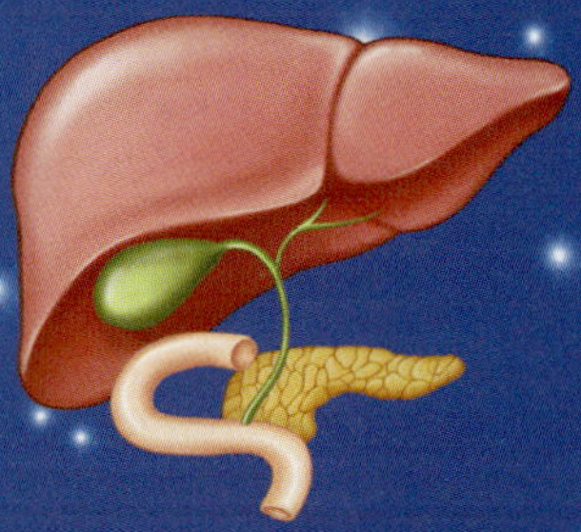

학지사메디컬
HAKJISA MEDICAL

저자소개

정영화(鄭永和)

의학박사, 내과 전문의, 소화기내과 분과전문의
울산의대, 서울아산병원 명예교수
의료인문학연구소 공감클리닉 소장

서울대학교 의과대학을 졸업하고 서울대학교병원에서 전공의와 전임의 수련을 받았다. 1989년부터 2022년까지 울산의대와 서울아산병원 소화기내과에서 겸임교수로 근무하였다. 지금까지 200여 편의 논문을 국내외 저명학술지에 게재하였고, 내과학 및 소화기학 교과서 10여 권의 저술에 참여하였다. 또한 지금까지 30여 편의 학위논문을 지도하였고 10여 건의 국내외 특허도 취득하여 등록하였다. 다수의 학회에서 임원으로 활동하였으며, 특히, 국제학술지 Liver International에서 Associate Editor를 역임하였고, 현재 다수의 국제 저명학술지에서 편집위원으로 일하고 있다.

주된 학문적 관심사는 바이러스성 간염에서 간세포암종과 간섬유화의 발생기전이다. 또한 임상적으로 간세포암종의 진단과 치료에 관심을 가지고 지금까지 40여 년 동안 진료 현장을 지켜오면서 다양한 간질환 환자들을 진료하였다. 장기간 환자를 진료해 오면서, 진료실을 보다 따뜻하고 풍요롭게 만들기 위해서 환자들의 스토리와 환자들이 내면으로부터 외치는 목소리에 귀를 기울일 필요가 있음을 절감하고 있다. 또한 진료실에서 환자중심적인 진료를 지속하기 위해서는 의료진에 대한 교육이 보다 공감지향적으로 변화할 필요가 있다고 생각하고 있다. 이런 이유로, 최근 들어 의료인문학과 의료윤리에 관심을 가지고 공감클리닉을 만드는 일에 힘을 쏟고 있는 중이다.

대표적인 전문저서로는 『Individualized Therapy for Hepatocellular Carcinoma』(WILEY, 2017), 『Systemic Anticancer Therapy for Hepatocellular Carcinoma』(Jin Publishng Co., 2011)가 있고, 일반인을 대상으로 한 교양저서로는 『김 박사의 공감진료 스토리』(박영사, 2022), 『네가 제일 예쁘다』(박영사, 2022), 『김 박사의 공감클리닉』(박영사, 2021), 『간을 아끼는 지혜』(고려의학, 1996)가 있다. 그리고 번역서로 『이야기로 푸는 의학』(학지사, 2020)이 있다.

머리말

최 과장은 어젯밤 잠을 설쳤다. 일주일 전에 받은 건강검진 결과를 확인하기 위해 오늘 병원을 방문하기로 예약되어 있기 때문이다. 매년 받는 건강검진이지만 오늘은 특히 걱정이 크다. 나이를 한 살 더 먹기도 하였거니와, 지난 한 해 동안 바쁘다는 핑계로 몸을 잘 돌보지 않았기 때문이다. 그 동안 술자리도 잦았고 외식을 자주 하는 바람에 체중도 3kg이나 늘었다. 쉽게 피곤하고 일의 능률도 예전만 못하다. 뭔가 잘못되었을 것이라고 지레 짐작이 간다. 큰 병만 아니기를 두 손 모아 빌 뿐이다.

병원에서 담당의사와 마주 앉는다. 의사는 친절하게(?) 검사결과를 설명한다. 특히 빨간 글씨를 짚어가면서 최 과장의 얼굴을 번갈아 보며 천천히 설명해 준다. "간수치가 좀 높습니다. 감마지티피치가 특히 높고요……. 혈소판치도 좀……." 목소리는 친절한데 내용은 그렇지 않은 것 같다. 아니 겁을 주는 듯하다. 코너에 몰린 생쥐가 된 심정이다. 무슨 말인지 이해할 듯 하다가도 이내 무슨 뜻인지 도무지 모르겠다. 무언가 물어보아야 하는데 무얼 어디서부터 물어보아야 할지 가닥을 잡을 수가 없다.

대학에서 분자생물학을 전공하고 석사 학위까지 받은 최 과장은 잠깐 동안 자괴감에 빠진다. 생명에 대해 꽤나 심도 있게 공부했다고 자부하던 자신이 하찮은 숫자 몇 개에 이토록 힘을 뺏기다니 헛웃음부터 난다. 혼잣말이 저절로 나온다. "담당의사로부터 그 숫자의 의미에 대해 조금만 더 자세하게 설명을 들을 수 있었다면, 의학을 전공하지 않은 사람들도 그 숫자의 의미와 심각성에 대해 좀 더 정확히 이해할 수 있도록 안내하는 지침서를 손에 쥘 수 있었다면 오늘 내가 설명을 들으면서 느낀 불안에서 벗어날 수 있지 않았을까?"

요즘은 특별한 질환이 없는 사람들도 병원을 찾아 정기적으로 건강검진을 받는다. 특별한 증상을 동반하지 않고도 질병이 발생할 수 있기 때문이다. 다시 말해, 요즘에는 정기적인 검사를 통해 건강을 유지하는데 필수적인 신체 장기에 발생한 이상소견들을 발견하려고 노력한다.

건강검진에 반드시 포함되는 검사들이 몇 가지 있다. 그 검사들 중 가장 대표적인 것이 간기능검사이다. 간기능은 생명을 유지하는 데에 필수적이다. 그러므로 간기능 이상의 유무와 그 정도를 파악하여 간기능을 잘 유지하도록 관리하는 일은 누구에게나 매우 중요하다. 이러한 이유로 건강검진을 받는 모든 이들에게 간기능검사를 반드시 시행하는 것이다. 건강검진을 할 때 포함하는 간기능검사의 가장 중요한 부분은 혈청 생화학검사이다. 그 이외에도 혈액검사, 소변검사, 영상검사 등이 간기능 이상의 유무나 중증도를 파악하는데 도움을 준다.

만성 간질환을 가지고 있거나 간질환을 가질 위험이 높은 사람들의 경우, 잔여 간기능의 상태를 정확히 파악하고 더 이상의 간 손상을 예방하여 잔여 간기능을 잘 유지하는 일이 중요함은 더 이상 부연할 필요가 없을 것이다. 이런 환자들의 경우에는 정기적으로 그리고 반복적으로 간기능검사를 시행하게 되고, 그 결과가 가지고 있는 의미에 대한 분석을 통해 간질환의 상태를 파악하게 된다. 이러한 임상분석을 거치게 되는 진단과정은 향후 환자의 치료에 반영되어 궁극적으로 환자들에게 이익을 가져다주는 일에 매우 효과적으로 이용된다.

일반적으로 질병의 진단에 사용되는 검사들은 각각 다양한 문제와 한계

점을 가지고 있다. 물론 현대의학의 획기적인 발전에 따라 각종 진단법들의 정확도가 한층 개선되어 병원에서 정확한 진단에 신속하게 도달할 가능성이 매우 높아진 것도 사실이다. 그러나 아직까지 어떤 검사도 완벽하지 못한 것이 사실이다. 그러므로 어떤 검사를 시행하여 그 결과를 해석할 때 우리는 그 검사가 가진 만감도(sensitivity)와 특이도(specificity)를 고려해야 한다. 즉, 지금까지 알려진 검사법들 중 민감도와 특이도가 100%인 것은 없다. 어떤 검사도 질병을 잘못 진단할 가능성을 내포하고 있다는 뜻이다. 따라서 어떤 검사를 시행하더라도, 검사의 결과를 이용하여 좀 더 정확한 진단에 이르기 위해서는 이를 보완하려는 다양한 노력과 임상기술들이 병행되어야 한다.

최신 의학기술이나 최첨단 장비들을 이용하는 검사들의 경우에도 이러한 한계점을 내포하고 있을진대, 하물며 혈액, 소변, 대변 등을 이용한 전통적인 간기능검사는 오죽하랴! 그렇다. 이 책에서 소개하려고 하는 간기능검사는 오래된 검사법이고 진단능률이 낮을 수도 있는 검사법이다. 예민도가 낮아 간기능 이상소견을 발견하지 못할 수도 있고 특이도가 낮아 이상소견이 존재하지 않음을 나타내지 못할 수도 있다. 이 검사법의 의미를 피상적으로 이해하거나 이를 효과적으로 이용하는데 미숙한 이들에게는 더욱 더 그렇다. 그러나 우리 이렇게 생각해 보자. 만약에 지금부터 고찰하고자 하는 소위 '전통적' 간기능검사법이 그렇게 부정확하고 무의미하다면 왜 그토록 오랫동안 현대의학에서 이 검사를 임상적으로 사용하고 있을까? 왜 일반인들을 대상으로 하는 건강검진에서 모든 대상자들에게 이 검사를 시행하고 있을까?

필자는 전공의 시절 원로 교수님의 의대 강의를 참관한 일이 있다. 간질환의 대가로 크게 존경을 받으시던 교수님이셨다. 교수님께서는 간과 간기능 그리고 간기능검사에 대해 강의하셨다. 전달할 내용이 넘쳤던 교수님의 강의는 조금씩 빨라졌다. 많은 학생들이 지쳐가고 지루해했지만 필자의 눈과 손은 바쁘기만 했다. 교수님께서는 수십 년 동안 쌓아 오신 귀한 보물을 털어놓으셨다. 감추어 오신 비밀의 열쇠를 제자들에게 내어주셨다. 필자가 환자를 보기 시작하며 풀지 못한 숙제를 당신께서 손수 풀어 보이셨다. 필자에게 그 시간은 지금까지 잊을 수 없는 보석 같은 시간이었다. 정말 고맙습니다. 은사님! 당신 덕에 수십 년 동안 간질환 환자들의 친구가 될 수 있었고, 당신의 가르침 덕에 사랑하는 제자들의 손을 잡아줄 수 있었습니다.

필자가 간질환 환자를 진료하기 시작하면서 처음 느꼈던 감정은 무력감이다. 수많은 간질환 환자들이 말할 수 없는 고통 속에서 도움을 청하고 있건만 필자에겐 그들을 도와줄 수 있는 신통한 능력이 없었다. 그들의 친구가 되겠다고 마음먹었지만 그들을 도와줄 방법을 알지 못했다. 그저 풀지 못한 숙제를 '전지전능하신' 교수님께 떠넘기는 일밖에 달리 방도가 없었다. 환자를 꼼꼼히 진찰하여도, 혈액검사, 소변검사, 대변검사 결과를 받아보아도, 도서관에 처박혀 밤을 지새도 해답을 얻기 어려웠다. "도대체 교수님께서는 알고 계시고 나는 모르는 그것은 무엇인가? 교수님은 쓰실 수 있고 나는 못 쓰는 그 기술은 무엇인가?" 이 질문에 교수님께서는 강의실에서 답을 하셨다. 그런데 예전 학생시절에는 왜 그 말씀을 알아듣지 못했을까? 교수님께서 너무 많은 걸 가르쳐 주셔서 그랬을까? 다른 강의에 지쳐서 받아들일 여유가 없었을까? 그 말씀이 너무 예술적(?)이어서 감상만 했을까? 그 귀한 말씀을…….

필자는 간과 간질환을 연구하는 학자, 간질환을 가르치는 교수 그리고 간질환 환자를 돌보는 임상의사로서 지난 40여 년을 살아왔다. 물론 그 동안 수없이 많은 시행착오를 겪어왔고 언제나 최선의 진료와 교육을 했다고 장담할 수는 없다. 그러나 비슷한 주제로 연구하고 교육하면서 그리고 유사한 문제를 가진 환자들을 진료하면서 오랫동안 간기능검사의 결과를 분석하고 그 의미에 대해 고민해왔다. 어떻게 하면 주어진 여건에서 동일한 자료를 통해 좀 더 많은 정보를 얻을 것인지, 어떻게 하면 이 정보를 간질환의 관리와 환자의 진료에 효과적으로 적용할 것인지, 그리하여 종국에는 환자들에게 좀 더 많은 이익을 가져다 줄 수 있을 것인지에 대해 고민해 왔다.

수많은 의료진, 학생들, 전공의와 전임의들 그리고 환자와 보호자들은 간기능검사에 대해 필자에게 많은 궁금증을 토로하였다. 단편적인 지식에 대한 질문도 있었고 검사법의 원리나 방법에 대한 질문도 있었다. 또한 검사 결과의 의미나 해석 그리고 임상적 적용법에 대한 깊이 있는 질문도 드물지 않았다. 필자는 강의나 공개강좌 등에서 질문에 답하거나 간기능검사에 대한 비교적 자세한 설명을 때때로 학회지나 교과서에 기고하기도 하였다. 상황에 따라 최선의 노력을 다했음에도 불구하고 아직까지 마음 한켠에 불편한 느낌이 남아있음을 숨길 수 없다. 시간이 없다는 핑계로, 지면의 제한 때문에 그리고 무엇보다 게으름 때문에 불충분하고 불친절한 답을 드린 것이 매우 송구스럽다. 필자는 최근에 드디어 교수로서의 무거운 짐을 내려놓고 시간을 한층 여유있게 사용할 수 있는 기회를 얻었다. 이 귀한 시간에 필자가 원로 교수님의 강의를 듣고 느꼈던 감동의 십 분의 일만이라도 원하는 분들께 전할 수 있으면 좋겠다는 마음으로 그 동안 모아두었던 자료를 정리하고 쌓였던 기억을 되짚었다.

이 책에서는 간기능, 간기능 이상을 나타내는 간질환, 간기능검사의 원리와 방법 그리고 간기능검사의 효율적인 임상적용에 대해 자세히 설명하려고 노력한다. 필자가 의대 교수로서 연구하고 강의하고 경험했던 내용들을 바탕으로 최대한 현장감 있게 기술하려고 한다. 가능한 한 필자가 겪었던 사례들을 많이 소개하고 그 의미와 임상 적용법에 대해 심도 있게 토의하고자 한다. 효과적이고 실용적인 간기능검사의 임상적용에 초점을 맞추고자 한다. 즉, 손쉽게 얻을 수 있는 검체를 이용한 간단한 검사방법, 좀 더 정확하고 풍부한 정보를 얻을 수 있는 해석방법, 환자에게 최상의 이익을 가져다 줄 수 있는 임상적용법에 초점을 맞추고자 한다.

이 책이 특히 의료인이 되고자 하는 학생들에게 유용한 지침서가 되길 기대한다. 또한 동료 의료인들과 필자의 경험을 나눌 수 있는 열린 마당이 되길 기원한다. 더불어, 각종 간질환을 가지고 있는 환자들이 간질환을 효율적으로 관리하는데 유용한 지식을 쌓고 친절한 임상지침을 제공받을 수 있기를 간절히 소망한다. 마지막으로 간, 간기능 혹은 간기능검사에 대한 잘못된 지식으로 인해 불필요한 고통을 받고 계신 많은 분들에게 바른 길을 안내할 수 있는 계기가 되길 두 손 모아 기원한다.

간질환이나 간기능검사에 대한 관심은 많지만 상대적으로 의학 지식이 부족하여 이 책을 손에 잡는데 주저하거나 이 책을 읽는데 어려움을 겪는 독자들에게 조언하고 싶다. 간과 관련하여 여러 질병들을 소개한 3장, 4장, 8장은 생략해도 좋다. 간기능과 간기능검사를 이해하고 임상적으로 활용하는데 큰 문제가 없을 것이다. 또한 간기능검사를 좀 더 빨리 임상에 적용하길 원하는 독자들의 경우에는 6장과 7장을 먼저 읽어도 무방하다.

긴 시간 동안 필자와 질환과의 여정을 함께해준 환자들 그리고 그들의 가족들과 기쁨을 함께하고 싶다. 당신들과 함께할 수 있어서 행복했습니다! 필자가 40여 년 동안 간질환 환자를 진료하는 동안, 열정적으로 진료에 동참해 준 동료, 후배 의료진께 고개를 숙인다. 당신들이 있어 세상이 따뜻합니다! 아픈 이들의 고통을 덜어줄 수 있는 기술과 그들의 손을 잡아줄 수 있는 마음을 가르쳐 주신 은사님들께 존경을 드린다. 영원히 당신들과 함께하겠습니다!

바쁘다는 핑계로 시간을 나누는데 인색했던 필자를 너그럽게 감싸준 가족들에게 고마움을 전한다. 미안하고 고맙습니다! 마지막으로 필자가 넘어졌을 땐 언제나 따뜻하게 손잡아주고, 길을 잃었을 땐 언제나 가장 밝은 빛이 되어준 아내, 이경란에게 이 책을 바친다. 사랑합니다!

2022년 12월

정영화

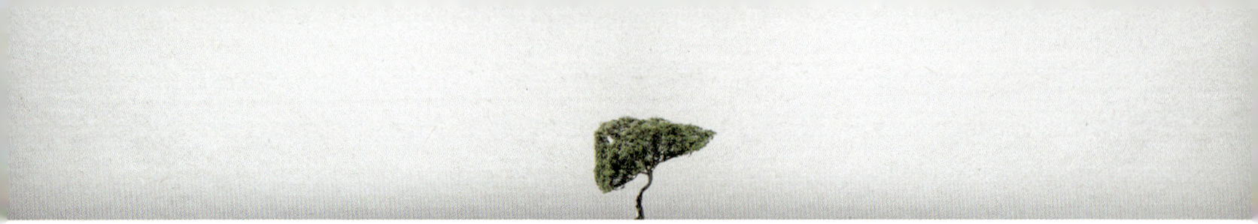

목차

1 왜 간질환을 두려워하는가?

2 간기능이 부족하면 일어나는 일

3 비정상 간기능의 흔한 원인들

4 비정상 간기능 소견을 나타내는 전신 질환

5 간기능을 검사하는 방법

6 간단한 간기능검사의 효과적 임상 적용

7 사례 분석을 통한 간기능검사 돋보기

8 간기능 이상을 보이는 환자의 수술

9 요약과 정리

1

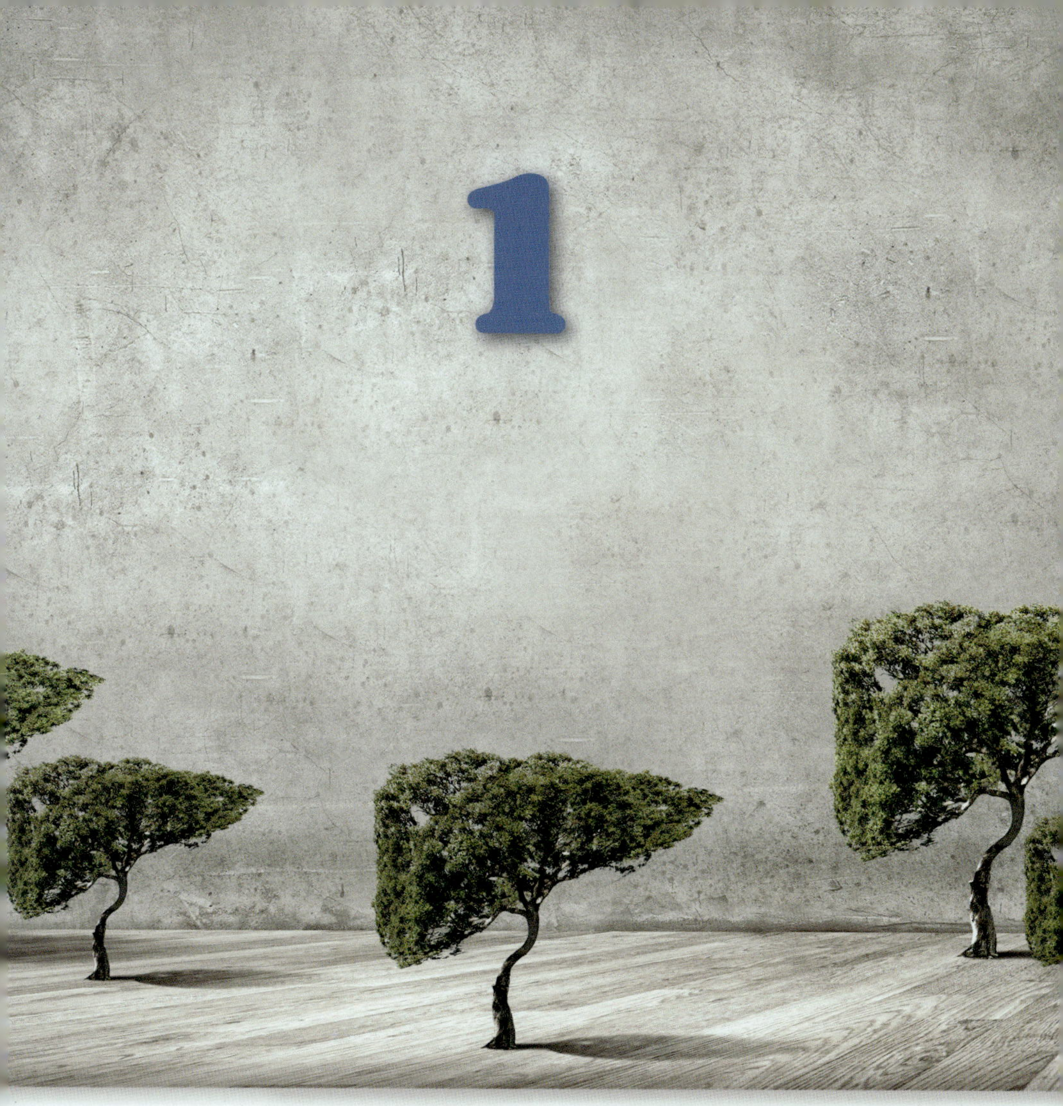

왜 간질환을 두려워하는가?

진료실에서 간질환 환자들을 마주하다 보면 의학적으로는 이해하기 힘든 일들을 드물지 않게 겪는다. 그 가운데 하나가 환자들의 신체적 증상과 그들이 경험하는 정신적 위축 사이의 심한 불균형이다. "간염 수치가 1,000까지 올라갔으니 당장 입원부터 해야겠다"고 막무가내로 우기던 김 아무개 환자, "작년까진 보균자(정확히는 B형 간염바이러스 건강보유자)였는데 최근 검사에서 간수치가 올라갔다"고 낙담한 끝에 다니던 직장도 그만두고 보따리를 싸서 큰 병원을 찾아 상경한 이 아무개 환자, "방사선과 의사가 간경화(정확히는, 간경변증)라 했는데 이젠 얼마 못 살고 죽을지 모르겠다"고 지레 짐작하고는 한없이 울기만 하던 박 아무개 환자처럼, 정신적으로 심하게 위축된 환자들 가운데 일부는 정상적인 일상 활동을 완전히 중단하기도 하고, 삶의 목표를 잃고 창의적인 활동을 지속하지 않기도 한다. 불치의 병을 얻었다는 생각에 항상 우울해하고 대인관계에서 자신감을 상실하는 경우도 적지 않다.

간질환 환자들이 간질환 진단을 받거나 간질환이 악화되었을 때 이토록 힘들어하는 이유는 무엇일까? 왜 간질환을 이토록 두려워하는 것일까? 결론부터 이야기하면 아마도 많은 경우가 간염에 대한 이해가 부족해서 그리고 누구로부터도 간질환에 대한 충분한 설명을 듣지 못해서 그럴 것이라고 생각한다(그림1.1). 간질환 환자들을 사랑하고 그들을 오랫동안 진료해온 임상의로서 필자는 간질환에 대한 이해 부족으로 혹은 섣부른 조급함으로 간을 위한다고 선택한 행동들이 오히려 간세포 손상을 가속화하는 경우를 만날 때마다 감출 수 없는 안타까움을 느낀다.

『김 박사의 공감클리닉』(정영화, 2021)에서 소개했던 박 부장의 사례는 아마도 많은 사람들이 공감하는 이야기일 것이다.

"박 부장은 요즘 마음이 몹시 시끄럽다. 얼마 전에 직장에서 단체로 받은 건강검진 결과를 들은 후로는 마음이 편치 않다. 일이 손에 잡히지 않고 입맛도 뚝 떨어졌다. 작년에 외삼촌께서 간암으로 돌아가신 후로 걱정이 많았

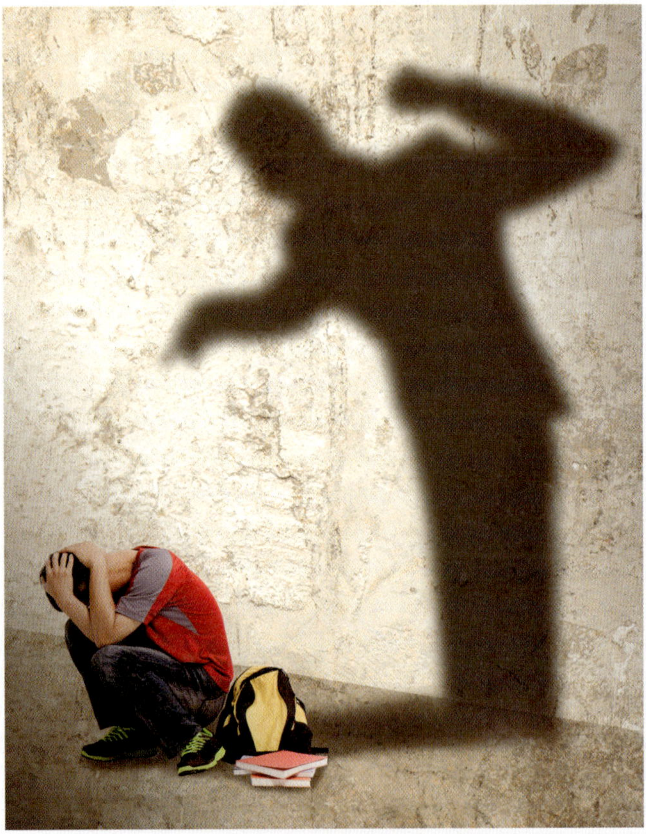

그림 1.1 두려움
많은 환자들은 질병에 대한 이해 부족 때문에 불필요한 두려움을 겪고 있다.

었는데 이번에 간경변증 얘기를 들은 것이다.

30년 전 열두 살 때 어머니와 함께 처음으로 병원에 갔었다. 그때 B형 간염바이러스 보유자란 얘기를 들었다. 하지만 그동안 별로 불편한 게 없어서 잊어버리고 살았다. 아니 뭐 특별한 치료법이 없다고 하고, 병원에 가면 좋지 않은 얘기만 들을 것 같아 무시하고 살아왔다는 것이 더 정확할 것이다.

회사에서 하는 정기 신체검사는 꼬박꼬박 받았다. 그때마다 B형 간염바이러스 보유자란 말은 들었지만 괜찮은 줄 알았다. 바쁜 업무로 정신이 없어서 박 부장은 자신의 몸을 잊고 살았다. 특별히 불편한 게 없으니 관심을 두지 않았던 것이다. 지금 생각해보면 말도 안 되는 일이지만, 박 부장은 동료들에게 폭탄주를 말아주는 일도 도맡아 해왔다.

그런데 이번 정기 신체검사에서 간경변증이 의심된다는 판정을 받았다(그림 1.2). 간초음파검사상 간의 에코가 거칠고 표면이 울퉁불퉁하게 보인다는 거다. '이게 무슨 청천벽력이란 말인가? 아니 지금 한창 잘 나가고 있는데, 작년에 동기들 가운데 가장 먼저 부장으로 승진하여 주변의 부러움을 한몸에 받고 있었는데 이렇게 무릎을 꿇어야 한다는 말인가? 정말로 억울하다. 내게 이런 일이 생기다니 말도 안 된다.'

'그래 확인부터 해보자. 내가 정말 간경변증 환자인지. 아닐 수도 있지 않은가? 아닌 것으로 판명이 나면 얼마나 좋을까? 간경변증? 간이 굳어져 황달에 복수가 생기고 피까지 토한다는 그 병? 그래서 이제 내가 얼마 더 살지 못한단 말이지?…… 사실 겁이 난다. 정말 겁이 많이 난다. 지금 이대로 죽기엔 너무 억울하다. 무엇 하나 제대로 이루어 놓은 것도 없고 식구들에게 변변하게 가장 노릇도 한번 해보지 못했는데…….'"

의사들은 이와 같이 공포에 싸여 진료실을 방문한 간질환 환자들을 세부적으로 진료하기 전에 우선 몇 가지 노력을 한다. 우리가 왜 간염을 두려워하는지, 간염이 생기면 어떤 변화가 나타날 가능성이 있는지, 그래서 이제부터 의사와 환자가 무엇을 확인해야 하고 어떻게 장기적인 치료계획을 세워야 하는지를 먼저 환자들에게 설명하고 이해시키는 노력을 한다. 환자들이 특히 위중한 질병이나 장기간 관리해야 하는 질병으로 진단받은 환자들이 자신의 질병에 대해 정확히 이해하는 일은 매우 중요하다. 그런 이후에야 비로소 환자는 의사와 함께 치료계획을 세우고 이를 실천할 결심을 할 수 있기 때문이다.

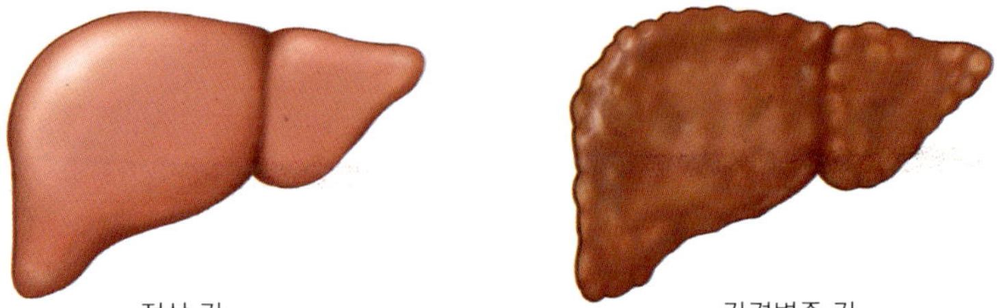

그림 1.2 정상 간과 간경변증 간의 육안 소견
간세포 괴사가 반복되면 간섬유화와 간세포 재생이 이어지면서 간경변증이 발생할 수 있다. 간경변증은 치명적인 합병증을 동반할 수 있다.

1. 간질환을 두려워하는 이유

그러면 이제 환자들이 왜 간질환을 두려워하는지 그리고 간질환이 발생하면 무슨 일들이 일어나는지 차근차근 검토하기로 하자.

간염은 문자 그대로 간에 염증이 생겨 간세포가 파괴되고 이로 인해 간기능이 감소하는 질병이다. 그렇기 때문에 간기능의 부족을 염려해야 하는 간염으로 진단을 받으면 두려워질 수밖에 없다. 간기능의 부족이 앞으로 초래할 위험이 걱정되는 것이다. 따라서 이 시점에 느끼는 불안은 충분히 이해할 수 있는 감정이다.

간은 우리 몸에서 매우 중요한 역할을 담당한다. 그렇기 때문에 만성 간질환이 발생하여 장기간 간이 파괴되면 간기능이 감소함으로써 여러 가지 신체변화들이 연속해서 나타날 수 있다. 간에서 합성하는 포도당, 단백질 등의 부족으로 인해 발생하는 현상들, 간에서 해독하고 배설해야 하는 대사 물질들이 몸에 축적되어 나타나는 증상들 등이 나타날 수 있다. 그 외에도, 간세포부전증(hepatocellular failure: 간세포의 기능이 감소하여 나타나는 증후군)이 발생하면 정상적으로 삶을 영위하기 위해 필수적인 여러 기능들이 부족하게 된다. 즉, 출혈이 흔히 발생할 수 있고 각종 미생물에 의한 감염증이 발생할 수 있으며 또한 혼수를 일으키거나 복수 및 부종을 유발할 수 있다. 이러한 합병증 발생의 자세한 기전에 대해서는 추후에 좀 더 상세히 기술하고자 한다.

지속적으로 간세포가 파괴되면 잇달아 간섬유화가 진행하고 재생결절들이 생성되기 때문에 간의 형태가 차츰 일그러진다. 이런 변화가 심해진 상태를 우리는 간경변증이라 일컫는다. 간경변증으로 진행하면 문맥내 압력이 상승함으로써 복수와 부종이 발생한다. 또한 위-식도 정맥류가 발생함으로써 심각한 위장관 출혈을 일으킬 수 있으며 문맥-전신계 측부순환로(porto-systemic collateral)를 통해 장내 세균들이 혈액으로 침범할 가능성이 높아져서 패혈증을 일으키는 등 치명적인 합병증이 나타나기도 한다.

마지막으로, 적지 않은 만성 간질환 환자들에서 간암이 발생한다. 간섬유화 그리고 이어서 발생하는 간세포 재생과정에 동반되는 세포 내외의 변화들, 즉 다양한 경로를 통해 생산되는 중간 매개물질들이 간암의 생성과 증식을 초래할 수 있기 때문이다. 따라서 만성 간질환 환자들은 간암의 발생을 두려워할 수밖에 없다. 다시 말해, 이것 역시 환자들이 간염을 두려워하는 주요 이유들 중 하나인 것이다(개요 **1.1**).

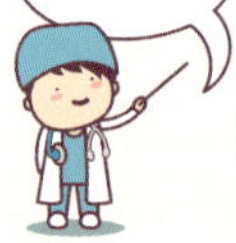

개요 1.1

왜 간질환을 두려워하는가?

1. 간기능의 감소
   - 저혈당
   - 간성 혼수
   - 감염증
   - 출혈 경향
   - 저알부민혈증
   - 기타 합병증

2. 문맥압 항진
   - 복수 및 복막염
   - 정맥류 파열
   - 간성 혼수

3. 간암 발생의 위험 증가

2. 간염의 자연경과

그러면 간염을 일으키는 원인은 무엇일까? 이에 대해 먼저 고찰해 보기로 하자. 그 원인을 알면 우리는 간염을 예방할 수 있을 것이다. 또한 질병의 진행을 막거나 효과적으로 치료할 수 있는 길을 찾아낼 수도 있을 것이다.

간염은 각종 간염바이러스들, 단순 감기처럼 가벼운 증상만을 나타내는 여타 바이러스들, 알코올, 다양한 독성 물질들, 현재 각종 질병에 치료제로 쓰이는 여러 약제들, 비만과 당뇨 등에 의한 지방간 그리고 아직까지 상세하게 밝혀지지 않은 여러 원인들에 의해 발생할 수 있다. 따라서 우리는 몇 가지 노력을 통해 간염을 예방함으로써 간기능을 보존하고 다양한 합병증들의 발생을 미연에 예방할 수 있다. 다시 말해, 알코올 섭취나 간에 독성을 가진 약물과 물질들의 섭취를 제한함으로써, 체중을 관리하고 당뇨를 철저히 관리함으로써 우리는 간을 보호할 수 있다.

간염은 어떤 자연경과를 거치며 어떤 방법으로 치료하는가?

일단 간염이 발생한 경우에 이에 대한 일반적인 치료는 원인에 따라 크게 다르지 않다. 가능한 한 예측되는 합병증을 예방하고, 합병증이 발생하면 이를 조기에 진단하여 적절한 치료를 통해 간기능을 회복시키는 방법이다.

대부분의 급성간염 환자들은 합병증만 잘 관리하면 일정기간 내에 자연적으로 완치된다. 물론 일부 환자들의 경우 상태가 급속히 악화하기도 한다. 급성 전격성 간염(acute fulminant hepatitis: 매우 빠르게 간세포가 파괴되어 급속히 간세포부전증에 빠지는 간염) 혹은 급성 간부전증(hepatic failure: 간세포부전증과 동의어로 사용됨)의 임상상(clinical features)을 나타내며 환자에게 치명적인 결과를 초래하기도 한다. 이런 경우에 환자들이 겪는 치명적인 합병증은 대부분 간세포들이 제 기능을 발휘하지 못함으로써 발생한다. 따라서 환자가 가지고 있는 간기능의 변화를 꼼꼼하게 확인하고 추적하여 간세포 기능의 부족, 즉 간부전증의 발생을 조기에 발견하고 간기능을 회복시켜줌으로써 치명적인 합병증을 예방하는 것이 내과적 치료의 핵심이다. 또한 간이식 수술과 같이 좀 더 적극적인 치료를 적시에 시행할 수 있도록 정확한 임상판단을 하기 위해서도 환자의 간기능에 대한 신속하면서도 정확한 평가가 필수적이다.

물론, 급성간염이 완치되지 않고 만성적으로 문제를 일으키는 경우도 드물지 않다. 이와 같이 만성 간질환으로 진행한 환자들의 경우에도 간기능의 관리는 매우 중요하다. 간기능을 보존하기 위한 노력이 우선적으로 필요하다. 정기적인 간기능검사를 통해 간기능 이상을 조기에 발견하고 그 원인을 정확하게 분석함으로써 간기능의 손실을 막을 수 있다. 이는 궁극적으로 잔여 간기능의 보존과 환자의 생존기간 연장에 크게 기여할 수 있다.

참고로 B형 간염바이러스에 감염된 경우를 생각해 보자. 약 1/4의 감염자들은 자연경과 중 아무 증상도 느끼지 못한다. 그리고 이 경우에는 간기능검사상 이상소견을 나타내지 않거나 혹은 경미한 이상소견만 보인다. 또한 80% 내지 90%의 급성 B형 바이러스성 간염 환자들은 완치된다. 즉, 간기능이 정상화하고 몸에서 바이러스가 사라진다. 만성간염 환자의 경우에도 많은 예에서 간의 염증이 사라지고 간기능도 정상화한다. 물론, 일부 환자들의 경우에 간염과 간섬유화가 반복되어 간경변증 그리고 간암으로 진행할 수 있다. 그리고 일부 환자들은 합병증으로 인하여 사망에 이르기도 한다. 한편, 간경변증이나 간세포암종 환자들을 사망에 이르게 하는 가장 흔한 원인은 간세포부전증(간단히 간부전증이라고도 함)이다. 다시 말해, 대부분의 만성 간질환 환자들은 간기능이 부족해짐으로써 발생하는 합병증으로 인해 사망에 이른다(그림 1.3).

지금까지 대부분의 의학 교과서에서는 간질환을 급성간염, 만성간염, 간경변증 그리고 간세포암종의 순서로 구분하여 설명해 왔다. 간질환이 발생하여 진행하는 과정을 순차적으로 설명하기 위함이다.

그러나 이러한 조직학적 분류는 간질환 환자들의 잔여 간기능을 정확히

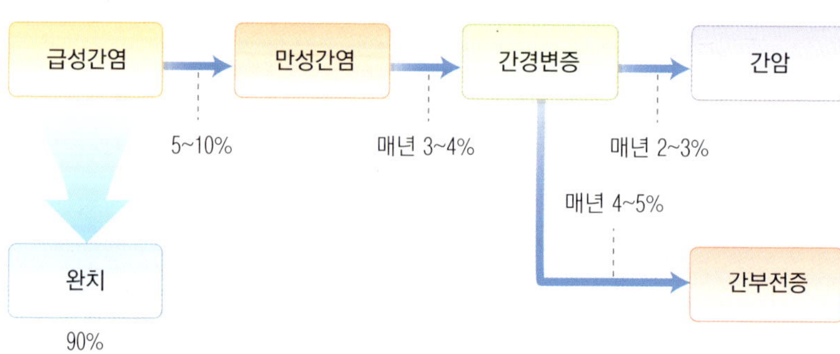

그림 1.3 B형 바이러스성 간염의 진행

대부분의 급성 B형간염 환자들은 완치되지만, 일부 환자들은 간부전증이나 만성 간질환의 합병증으로 사망할 수 있다. 따라서 정기적인 간기능검사를 이용한 철저한 관리가 간염 환자에게 매우 중요하다.

표현하지 못함으로써, 개별 환자가 가지고 있는 위험도를 나타내지 못하는 한계를 드러낸다. 따라서 간질환 환자를 평가함에 있어서 잔여 간기능에 의한 구분을 병행해야 한다.

간염은 간의 염증이나 그 원인이 얼마나 오래 지속하는가에 따라 급성과 만성으로 나눈다. 대부분의 급성간염은 6개월 이내에 자연적으로 치유된다. 그러나 급성간염 환자들 중에도 간염이 심하여(전격성 간염) 치명적인 합병증을 일으키는 경우가 있으므로 환자에 따라서는 적극적인 치료가 필요하다. 간염이 6개월 이상 지속되는 경우를 만성간염으로 구분한다. 이 경우에는 간염의 원인이 인체에 지속적으로 남아 있기 때문에 간염이 지속되거나 간헐적으로 반복된다. 따라서 장기간의 치료가 필수적이다. 그렇기 때문에 임상에서는 반드시 만성간염을 급성간염과 구분하여 대처해야 한다.

만성간염은 어떤 원인에 의해 발생하여 장기적으로 진행하는 경과를 거친다. 그렇기 때문에 만성간염 환자는 진단명이 동일할지라도 환자가 질병의 경과 중 어느 지점에 위치하는지에 따라 각각 다른 잔여 간기능과 합병증 그리고 임상적인 문제들을 가지고 있을 수 있다. 다시 말해, 간세포 괴사의 속도, 간염바이러스의 증식 속도 혹은 잔여 간기능의 양이 매우 다양하여 간부전증이 나타날 확률이 천차만별이므로 모든 환자들을 똑같이 취급해서는 안 된다. 그리고 만성간염과 간경변증 역시 이런 관점에서 스펙트럼으로 생각해야 한다. 간경변증을 동반한 사람들은 만성간염만 있는 환자들에 비해 상대적으로 간세포기능이 적고 간섬유화에 의한 변화들을 좀 더 많이 가지고 있다고 보면 된다. 따라서 간질환을 급성간염, 만성간염 그리고 간경변증으로 나누어 병명에 따라 명확하게 구분하여 이해하는 것보다, 간질환의 진행에 따라 나타나는 구조적 및 기능적 변화들을 스펙트럼으로 이해하는 것이 만성간질환을 가지고 있는 환자들을 진단하고 치료하는 데 좀 더 유용할 것으로 판단된다.

이제 우리는 다양한 원인으로 인해 유발된 간질환들을 잔여 간기능의 양에 따라 재구성할 필요를 느낀다. 간질환의 원인이 무엇이든 간에 끝내 환자의 예후나 생존 기간과 가장 밀접하게 관련된 인자는 환자의 잔여 간기능이기 때문이다.

정상 간기능을 가진 사람에게 약간의 간세포 손상을 일으키는 간염이 발생한다고 해서 당장 심각한 일이 발생할 가능성은 크지 않다. 우리가 간기능을 여유 있게 가지고 태어났기 때문이다. 따라서 설사 어느 정도의 간기능을 잃는다 해도 생존에 문제가 생기거나 불편을 느끼지 않는다. 정확한 통계 수치를 밝히기는 어렵지만 태어날 때 가지고 있던 간기능을 절반 정도 잃는다 해도 아무런 증상을 느끼지 않을 수 있다. 이러한 연유로 간을 '침묵의 장기'라고 칭하기도 한다.

만성 간질환을 가지고 있는 환자의 경우는 어떠한가? 만성간염 환자들에게 급성 간손상이 발생하더라도 대부분의 환자들은 큰 흔적 없이 회복하여 무사히 위기의 순간을 넘긴다. 비록 급성 간손상이 발생한 당시에 일시적으로 증상을 겪을 수 있지만 급성기를 지나면 이런 증상도 대부분 사라진다. 물론 극히 일부 환자들이 심한 간손상으로 인해 치명적인 상황을 맞을 수는 있다. 그러나 이 경우도 간세포 손상이 아주 심하고 간기능이 회복할 수 있을 만큼 충분한 시간적 여유가 없을 경우에 한한다. 한편, B형이나 C형 간염 환자나 알코올성 간염환자들이 금주를 하지 않는 경우와 같이 만성적으로 반복적인 간손상을 일으키는 경우에는 사정이 다르다. 이런 환자들은 만성간염과 간경변증을 거치면서 간세포의 기능이 점점 더 줄어들게 될 것이다.

3. 간질환의 관리

필자는 여기에서 우리의 고찰을 잠시 중단하고 만성 간질환 환자들을 격려하고 싶다. 만성 간질환이 지속적으로 간기능을 감소시킬 수 있는 질환이지만 이런 사실에 대해 너무 지나치게 실망하지 말라고 강조하고 싶다. 만성 간질환을 세심하게 관리한다면, 간기능의 감소를 최대한 줄이면서 지혜롭게 간기능을 보존해 나간다면, 간질환으로 인한 불편이나 불이익을 겪지 않고 **잘 살 수 있다**고 말해 주고 싶다.

정상인들, 다시 말해, 간질환을 가지고 있지 않은 사람들도 누구나 간기능의 손실을 경험할 수밖에 없다. 살면서 겪을 수밖에 없는 크고 작은 질병들, 무심코 사용하는 다양한 약물들, 좀 더 평안한 삶을 위해 일상적으로 섭취하는 알코올과 소위 '건강식품들', 이 모든 것이 우리의 간세포를 파괴할 수 있다. 산다는 것 자체가 필연적으로 간세포기능의 감소를 동반하는 것이리라(그림 1.4). 그러므로 만성 간질환을 가지고 있지 않은 사람들도 간에 해를 끼칠

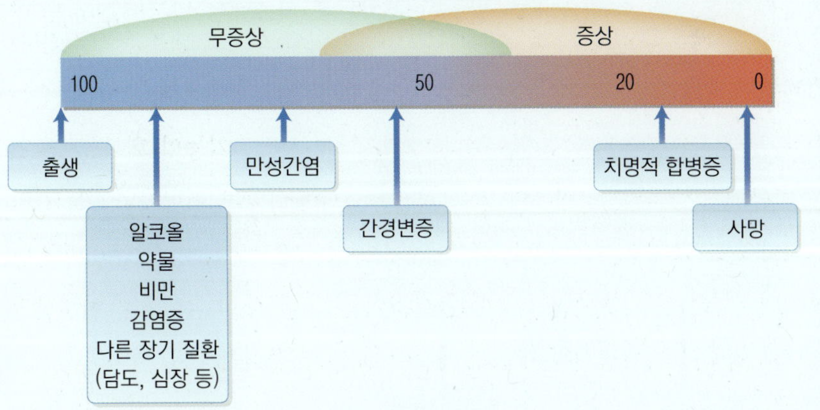

그림 1.4 정상인의 간기능 감소

정상인들도 누구나 살아가면서 간기능의 감소를 겪게 마련이다. 약물, 알코올, 비만, 감염증 혹은 여타 질환들이 간세포의 기능을 감소시킬 수 있다. 따라서 만성 간질환 환자가 아닌 정상인들도 누구나 간세포 손상을 일으키는 원인들을 피함은 물론 정기적으로 간기능검사를 받을 필요가 있다.

수 있는 원인들을 피함으로써 간기능의 손실을 미연에 예방해야 한다. 더불어, 예측하지 못한 간기능 손상의 유무나 정도를 파악하여 간기능을 잘 보존해 나가기 위해 정기적인 간기능검사가 필수적이다.

만성 간질환 환자에게 간섬유화가 진행되어 간경변증이 발생했다고 해도 초기에는 별다른 증상이 나타나지 않을 수 있고 생활하는 데 큰 불편이 없을 수 있기 때문에 많은 환자들이 이 질환의 심각성을 무시하고 지낸다. 그러나 계속해서 간기능이 감소하면 종국에 치명적인 합병증이 발생하여 사망에 이를 수도 있다(그림 1.5). 그러므로 만성 간질환 환자들의 경우에는 정기적으로 그리고 반복적으로 간기능검사를 시행함으로써 간세포 손상의 유무와 정도를 정확히 파악하고 이를 토대로 적절한 치료계획을 세워야 한다.

간클리닉을 방문하는 많은 환자들이 묻는다. 만성 간질환을 고쳐줄 수 있느냐고. 물론 태어날 때의 간 상태로 돌려줄 수는 없다. 그러나 잘 관리하여 심각한 합병증이 발생할 확률을 줄여줄 수 있다. 또 묻는다. 이미 저하된 간기능을 되돌려줄 수 있느냐고. 감소한 간기능을 원래대로 되돌려줄 수는 없

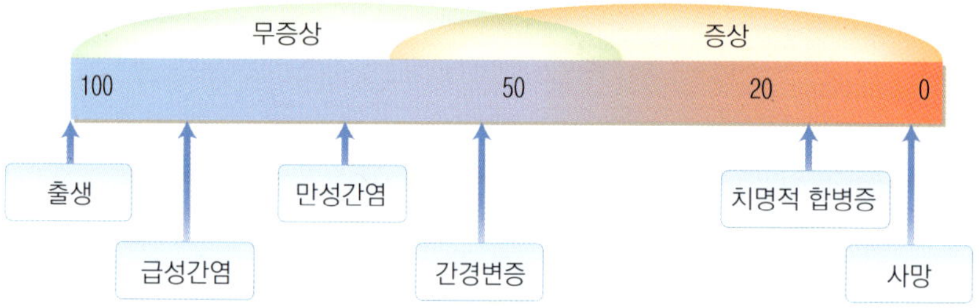

그림 1.5 간염 환자의 간기능 감소
간염의 초기에는 간기능의 감소에도 불구하고 아무 증상도 느끼지 못하지만, 지속적으로 간기능이 감소하면 차츰 증상이 나타나고 종국에는 치명적인 합병증이 발생할 수도 있다.

다. 그러나 꼭 그렇게 해야만 하는 것은 아니다. 더 이상 간기능이 줄어드는 것만 막아도 잘 살아갈 수 있다. 간염바이러스를 몸에서 모두 없앨 수 있느냐고 다시 묻는다. 아직까지 대부분의 환자에게 그렇게 해줄 방법은 없지만 활동성을 줄여 더 이상 간손상이 진행하지 않도록 도와줄 수 있다. 이미 간이 굳었는데 간에서 굳은 살을 뺄 방법이 있느냐고 그리고 간암이 안 생기도록 해줄 수 있느냐고 질문한다. 아직 그런 방법은 없다. 하지만 현대 의학은 환자의 간경변증이 더 이상 진행하지 않도록 그리고 간암 발생 확률을 최소화하도록 도와줄 수 있다(개요 1.2).

개요 **1.2**

만성 간질환은 고칠 수 없다?

1. 간기능을 정상으로 되돌릴 수 있습니까?

No! …… 그럴 필요 없습니다.

2. 간염 바이러스를 없앨 수 있습니까?

대부분은 No! …… 활동성이 문제입니다.

3. 간에서 굳은 살을 없앨 수 있습니까?

No! …… 더 이상의 진행을 막을 수 있습니다.

4. 만성 간질환을 고칠 수 있습니까?

No! …… 잘 관리할 수 있습니다.

특히 만성 바이러스성 간염을 치료하는 일은 간단하지 않다. 몸에서 간염바이러스를 몰아내기가 매우 어렵다. 그러나 이 경우에도 합병증을 예방하고 합병증 발생 시 이를 조기에 발견하여 적절히 치료할 수는 있다. 그리고 질병을 악화시키는 원인을 제거함으로써 정상 생활이 가능하도록 도와줄 수 있다. 우리 몸에 상처가 생기면 우리는 약을 쓰거나 외과적 처치를 한다. 새 살이 돋고 증상이 없어져서 활동에 지장이 없으면 우리는 상처가 다 나았다고 생각한다. 상처가 있던 곳에 흉터가 남았는데도 불구하고 말이다. 만성간염 환자들의 간도 이런 개념으로 관리할 수 있다. 물론, 만성간염이 오래 지속되면 간이 굳어져 간경변증으로 진행할 확률이 높다. 그러나 모든 만성간염 환자들이 간경변증으로 진행하는 것은 아니다. 더욱이 잘 관리해 나가면 간이 굳어질 확률을 많이 줄일 수 있다.

대부분의 만성질환들은 완치를 기대하기 힘들다. 그러나 현대의학의 지식과 임상기술을 이용하여 잘 관리할 수 있고, 잘 관리하기만 하면 많은 환자들의 경우에 큰 불편 없이 정상적인 혹은 정상에 가까운 삶을 영위할 수 있다. 대부분의 당뇨병이나 고혈압 환자들도 완치되지 않지만 잘 조절하고 관리하면 수십 년간 합병증 없이 살아나갈 수 있다. 만성질환에 대한 이러한 관리가 환자들에게 큰 이익을 가져다 줄 뿐만 아니라, 종국에는 국가 경제적 관점에서도 이익이 된다는 사실은 이미 여러 연구에서 증명된 바 있다. 그 결과, 사회적으로 매우 중요한 만성질환인 고혈압과 당뇨병에 대한 장기적인 관리 프로그램이 국가적으로 시행되기에 이르렀다(그림 1.6).

완치되지는 않으나 잘 조절하여 정상 생활을 지속할 수 있도록 관리할 수 있는 질병들은 얼마든지 있다. 만성 간질환 환자의 경우도 마찬가지이다. 정상 간으로 회복되는 경우는 매우 드물지만 잘 관리하여 간손상의 정도와 속도를 줄여 나간다면, 지속적으로 창의적이고 활동적인 사회생활을 해나갈 수 있다. 단지 정상 간을 가지고 사는 사람들과는 조금 다른 생활로 그 패턴을 변화시킬 필요가 있을 뿐이다. 그러므로 간질환을 진료하는 임상의사들부터 '간염에는 치료 방법이 없다'는 생각을 버려야 할 것이다. 재차 강조하건대, 만성 간질환은 고칠 수는 없어도 잘 관리하면 치명적인 합병증 없이 오랫동안

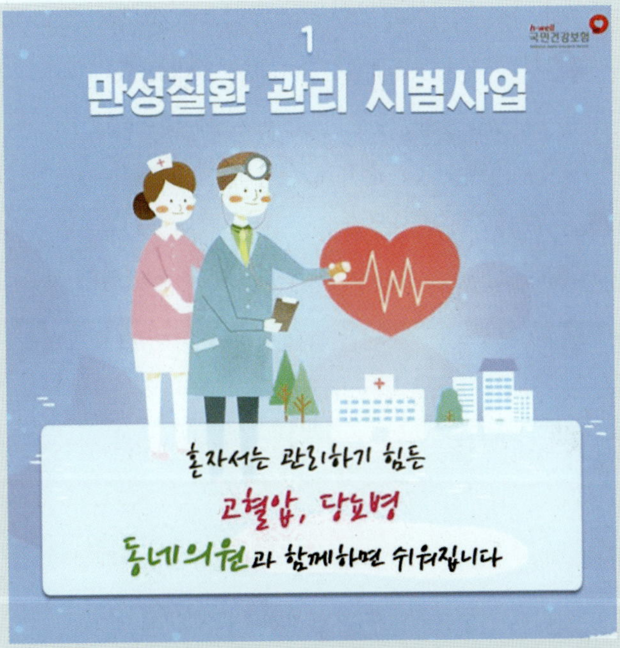
1
만성질환 관리 시범사업
국민건강보험
혼자서는 관리하기 힘든
고혈압, 당뇨병
동네의원과 함께하면 쉬워집니다

그림 1.6 **국가적으로 시행하고 있는 만성질환에 대한 장기적 관리사업**
만성질환 환자들은 잘 관리하기만 하면 큰 불편 없이 정상적인 혹은 정상에 가까운 삶을 영위할 수 있다. 만성질환에 대한 장기적 관리가 환자들에게 큰 이익을 가져다 줄 뿐만 아니라, 종국에 국가 경제적으로도 큰 이익이 된다는 사실은 잘 알려져 있다.
출처: 국민건강보험공단 홈페이지(www.nhis.or.kr)

잘 살 수 있는 질병이다.

의학적으로 볼 때 생존에 필수적인 간기능은 태어날 때와 비교해서 약 10% 내지 15% 수준이다. 그러므로 만성 간질환을 관리하고 있는 환자들은 간기능을 보존하기 위한 최선의 노력을 경주해야 한다. 간기능을 잘 보존한다면 충분히 정상적인 혹은 정상에 가까운 삶을 영위할 수 있다. 간세포의 손상을 예방하고 간기능 이상을 조기에 진단하여 그 원인을 신속히 바로잡을 필요가 있다. 이와 같은 환자 관리에 간기능검사는 필수적이고 매우 중요한 도구이다. 이를 통해 간기능 상태를 정확히 파악할 수 있고, 합병증 발생을 조기에 진단할 수 있으며 적절한 치료계획을 세울 수 있다. 또한 간기능검사는 간질환의 경과와 치료성과를 예측하고 평가함으로써 간질환 환자의 관리에 큰 도움을 줄 수 있다.

임상에서 간기능검사를 효율적으로 이용하기 위해서는 무엇보다 간질환 환자를 진료하는 의사들의 임상능력이 중요하다. 임상의사들은 간단한 간기능검사를 통해 좀 더 많은 정보를 얻어내어 환자들에게 이익을 돌릴 수 있는 임상기술을 갖추어야 한다. 이에 더해, 간기능검사의 원리, 사용법 그리고 해석 방법에 관하여 의료진을 물론이고 환자 본인과 가족들 역시 충분히 이해할 필요가 있다. 그럼으로써 진료실에서 보다 효율적인 진료가 행해질 수 있을 것이다.

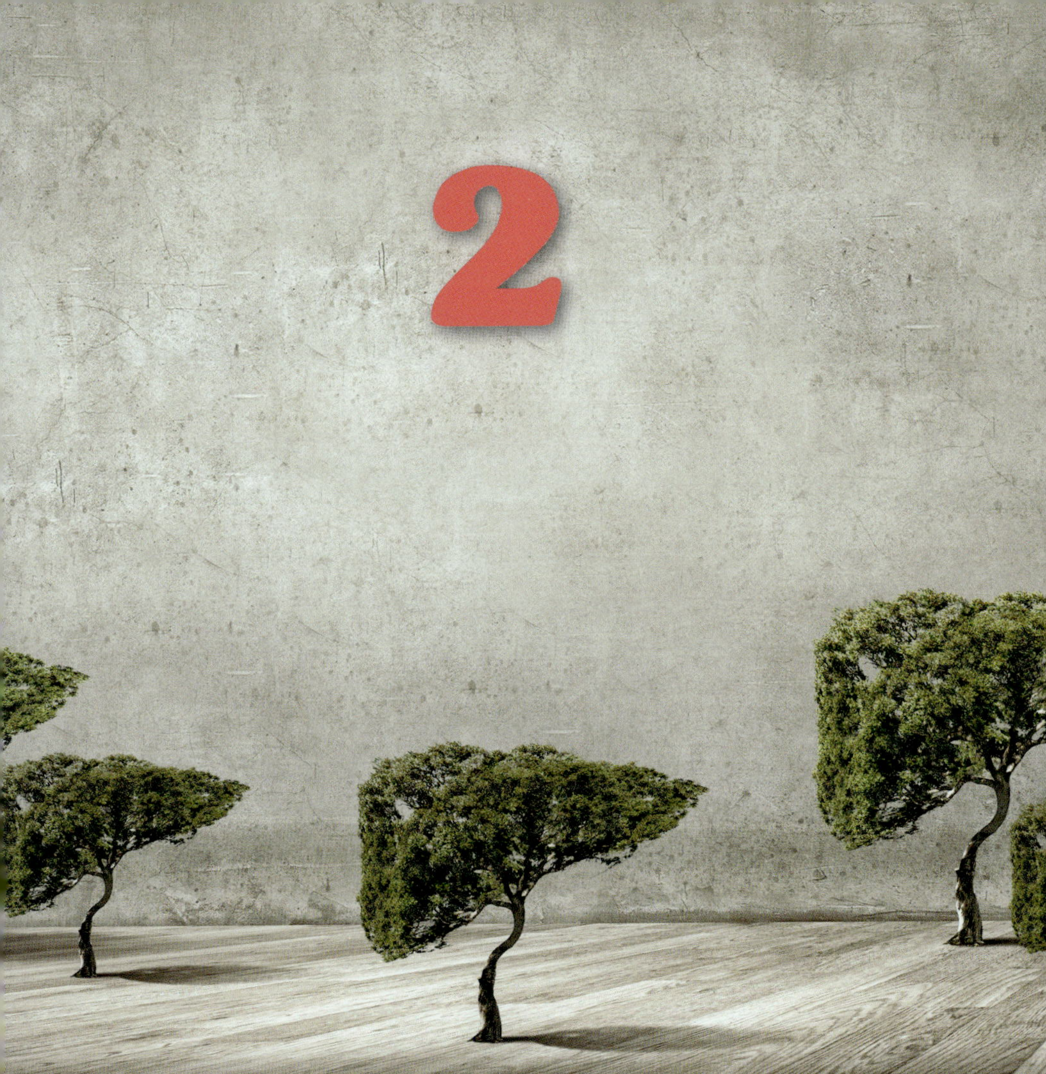

간기능이 부족하면 일어나는 일

“간에서 하는 일이 참 많습니다.” “간은 몸에 있는 거대한 공장입니다.” “간이 제대로 일을 하지 못하면 치명적입니다.” 초중고 시절 생물 시간에 선생님들로부터 많이 들었던 얘기다. 우리가 생명을 유지하기 위해 간이 충분히 일을 해야 한다는 사실, 즉 간기능이 잘 유지되어야 한다는 것은 미루어 짐작할 수 있다. 그런데 도대체 간이 무슨 일을 하는 장기이기에 간기능 이상이 발생하면 치명적일 수 있다는 말인지 명확히 기억나지 않을 수 있다.

이제부터 간, 간기능 그리고 간기능검사가 무엇인지 간기능을 파악하기 위해 어떤 검사를 어떻게 시행할 것인지 그리고 간기능검사 결과를 어떻게 분석하고 효과적으로 활용할 것인지에 대해 자세하게 고찰하고자 한다. 이를 위해서 우선 간에서 하는 일이 무엇이고 간기능 이상이 발생했을 때 어떤 문제가 나타나는지에 대해 구체적이고 정확하게 정리할 필요가 있다.

정상 간의 주요기능은 포도당 대사, 저장, 합성 그리고 제거, 해독 및 배설 기능이다(**개요 2.1**).

개요 **2.1**

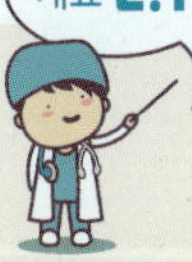

정상 간의 주요기능

1. 포도당 대사
2. 저장
3. 합성
4. 제거, 해독 및 배설

1. 포도당 대사

첫 번째로 간에서 일어나는 포도당 대사에 대해 알아보자.

간은 혈액내 포도당 농도를 조절하는 데 있어서 매우 중요한 역할을 담당한다. 포도당은 에너지 생성과 각종 대사에 필수적이고 특히 두뇌의 기능을 유지하는 데 불가결한 요소이므로 생명을 유지하는 데 없어서는 안 되는 물질이다. 따라서 저혈당이나 고혈당은 모두 치명적인 결과를 초래할 수 있다. 그렇기 때문에 간이 담당하는 포도당 조절기능은 생명을 유지하는 데 필수불가결하다고 말할 수 있다.

우리가 음식을 섭취하면 위장을 통해 영양소들이 체내로 흡수된다. 물론 영양소들을 직접 혈액 내로 주입하는 경우에도 혈중 영양소들의 농도가 높아진다. 이들 중 특히 단당류와 다당류를 총칭하는 탄수화물은 즉각적인 분해과정을 거쳐 혈당을 높이게 된다. 이와 같이 혈중 포도당 농도가 높아지는 경우, 혈중에 넘쳐나는 포도당은 수동 확산의 기전을 통해 간세포로 흡수된다. 이렇게 흡수된 포도당은 당분해(glycolysis)작용에 의해 대사되어 에너지를 생산하고 우리 몸의 주요 장기들이 이러한 에너지를 이용함으로써 우리가 생명을 유지할 수 있는 것이다. 특히 뇌세포는 대부분의 경우 에너지원으로서 포도당을 요구하고 있기 때문에 어떤 원인으로 인해서든지 인체에 포도당이 부족하면, 즉 심한 저혈당이 지속되면 생명을 유지하기 힘들 수도 있다.

에너지원으로 사용하고도 간에 포도당이 넘쳐나면 간세포는 당원생성(glycogenesis)과정을 거쳐 당원(glycogen)을 합성한다. 이렇게 합성된 당원은 간세포 안에 일시적으로 보관된다. 그러나 만약 각종 간질환으로 인해 간세포의 대사기능이나 저장기능이 감소하면 당원의 합성과 저장에 문제를 일으켜 일시적 고혈당이나 당뇨병을 일으킬 수 있다. 물론 이 모든 과정을 간세포의 기능으로만 설명할 수는 없다. 인슐린(insulin)과 글루카곤(glucagon) 같은 호르몬들이 혈중 포도당 농도에 따라 반응하여 분비됨으로써 다양한 대사작용을 매개하여 혈중 포도당치의 균형을 이루는 것이기 때문에 호르몬의 분비와 호르몬에 대한 반응 등에 의해 저혈당 혹은 고혈당의 발생 여부와 그 정도가 결정된다고 보아야 한다(그림 2.1).

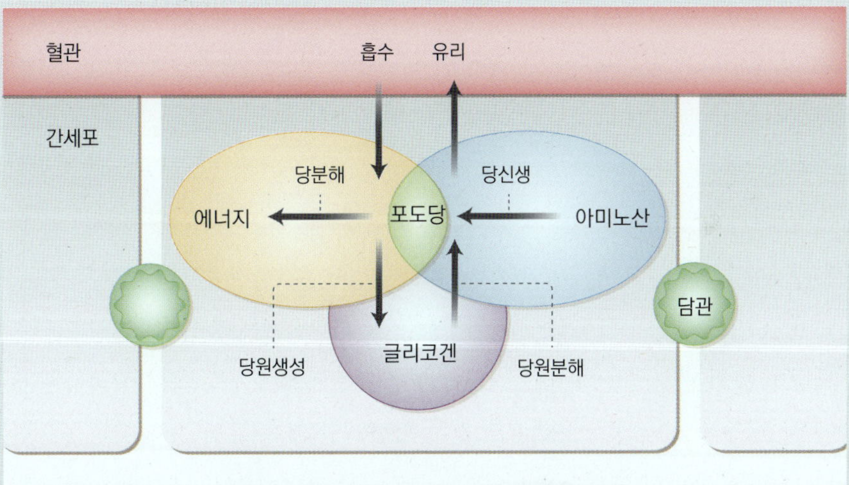

그림 2.1 정상 간에서 일어나는 포도당 대사과정
간은 혈액내 포도당 농도를 조절하는 데 있어서 매우 중요한 역할을 담당한다. 간이 담당하는 포도당 조절기능은 생명을 유지하는 데 필수불가결하다.

반면, 수면 후나 장기간 식사를 하지 않았을 경우에는 혈중 포도당치가 낮아지게 마련이다. 혈중 포도당치가 낮아지면 간세포들은 일차적으로 당원을 분해(glycogenolysis)하여 포도당을 생산한다. 한편, 이러한 대사과정을 통해 생산된 포도당이 충분치 않을 경우에는 단백질이나 지방으로부터 포도당을 만들어낸다. 이를 당신생(gluconeogenesis)이라 일컫는다. 이렇게 생산된 포도당이 혈액으로 유리(release)됨으로써 혈중 포도당치가 적절하게 조절되는 것이다. 물론 이 과정에도 인슐린과 글루카곤 같은 호르몬들이 관여한다(그림 2.2).

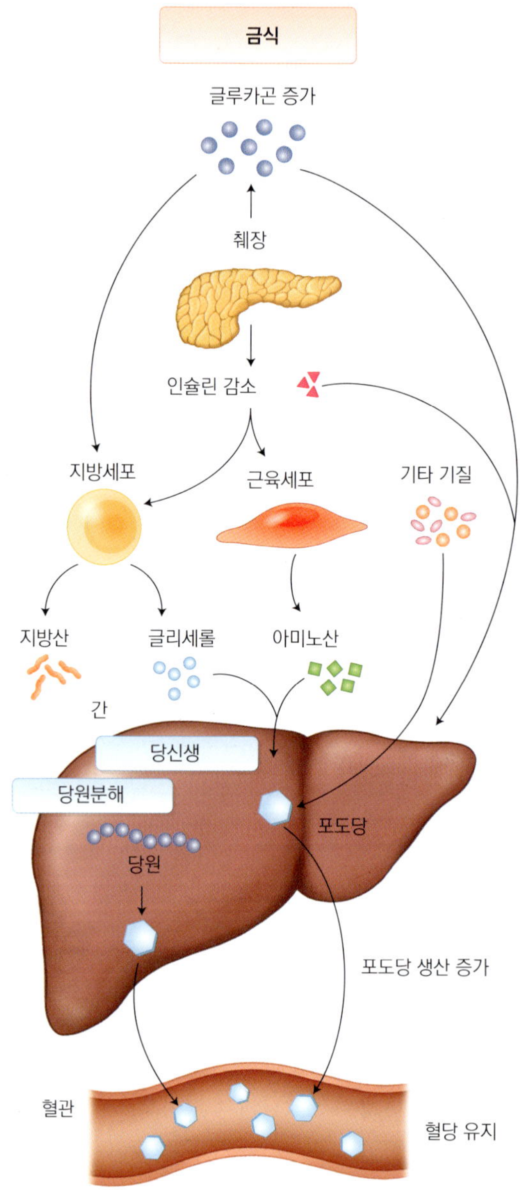

그림 2.2 혈중 포도당 치가 낮아졌을 때 간세포에서 일어나는 대사과정(당원분해와 당신생)
출처: UCSF 당뇨병 교육센터(https://dtc.ucsf.edu)

간세포 괴사가 빠르게 진행되는 경우, 즉 급성 간부전증 혹은 심한 급성 간염 환자의 경우 저혈당이 발생할 수 있다. 저혈당은 일반적으로 혈당이 50mg/dL 이하인 경우를 말한다(정상혈당은 공복 60~120mg/dL, 식후 2시간 140mg/dL 이하). 하지만 사람마다 저혈당 증상이 나타나는 혈당 수치는 다를 수 있다. 따라서 모든 사람의 저혈당 기준을 50mg/dL 이하라고 정할 수는 없다. 저혈당 증상으로 흔히 무력감, 식은땀, 현기증, 흥분, 불안감, 가슴 두근거림, 두통, 피로감 등이 나타날 수 있다. 또한 저혈당이 오래 지속될 경우 경련이나 발작이 나타날 수 있고 쇼크가 초래되어 의식을 잃을 수도 있다. 따라서 저혈당 환자의 경우 정기적인 혈당 검사와 함께 필요량의 포도당을 비경구적으로 투여하는 일이 매우 중요하다.

만성 간질환 환자에서 당뇨병이 병발하는 경우는 드물지 않다. 당뇨병의 발생기전에 대해서 아직까지 일치된 의견이 없지만 흔히 인슐린 저항성과 간세포기능의 저하가 그 원인으로 제시되고 있다. 특히 진행성 간경변증 환자들 중 다수는 간세포의 포도당 대사기능과 저장기능이 부족해진 결과 혈액내 포도당 균형을 유지하지 못함으로써 당뇨병이 발생하는 것으로 판단된다. 그러므로 만성 간질환 환자를 관리함에 있어서 당뇨병의 발생 여부를 세심하게 추적관찰하고 필요에 따라 혈당을 적절히 조절하는 일은 매우 중요하다.

2. 저장

다음으로 간의 저장기능에 대해 살펴보자.

간은 대사작용에 필요한 주요 물질들을 저장하는 역할을 한다. 당원(glycogen)을 저장하여 필요할 때 에너지원으로 사용할 수 있도록 함은 물론, 아연, 철분, 구리 등의 무기질, 비타민 B와 C 그리고 지용성 비타민인 비타민 A, D 및 K를 저장하는 주요 장기이기도 하다(그림 2.3). 간기능이 저하되었

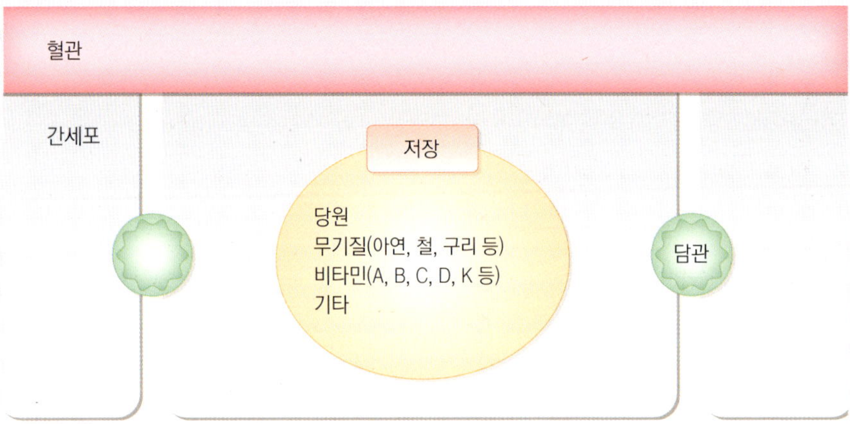

그림 2.3 정상 간의 저장기능

간은 대사에 필요한 주요 물질들을 저장하는 역할을 한다. 당원(glycogen)은 물론, 아연, 철분, 구리 등의 무기질, 비타민 B와 C 그리고 지용성 비타민들인 비타민 A, D 및 K를 저장하는 주요 장기이기도 하다.

을 때 인체에 비타민 부족이 나타나는 것은 간세포의 저장기능 감소와 함께, 간세포에서 비타민 A 합성 혹은 비타민 D 활성화 등 다른 대사기능의 장애가 동반되기 때문이기도 하다.

특히 비타민 K의 결핍은 혈액응고 장애를 초래하여 심각한 출혈을 일으킬 수 있다. 비타민 K는 간에서 혈액응고인자 II, VII, IX 및 X을 합성하는데 그리고 혈액응고 조절인자인 단백질 C와 단백질 S의 생성에 필요한 카복시화(carboxylation)반응에 필수적인 물질이다. 따라서 비타민 K 결핍이 발생할 경우, 응고인자 생성에 장애가 발생하고, 이로 인해 심각한 출혈을 유발할 수 있다. 그러나 대부분의 간부전증 환자의 경우, 즉 간세포의 기능이 부족하여 출혈 경향이 생기는 사례의 대다수는 간세포의 비타민 K 저장기능 부족보다 단백질 합성기능 저하가 보다 중요한 원인이다. 다시 말해, 간부전증 환자에서 간세포의 비타민 K 저장기능이 감소함으로써 출혈 경향이 나타날 수 있지만, 이런 환자에게 비경구적으로 비타민 K를 충분히 보충하여도 출혈 경향이 충분히 개선되지 않는 것이 일반적이다. 이는 간부전증 환자에서 간세포의 합성기능 역시 저하되어 있고 출혈경향을 초래하는 데에 혈액응고인자의 합성이 보다 더 결정적이기 때문이다.

아무튼, 간세포 기능이 심각하게 저하된 급성 혹은 만성 간질환 환자들은 간의 저장기능이 부족하여 저혈당이나 일시적 고혈당 혹은 무기질이나 비타민의 부족을 겪기 쉬우므로 이러한 합병증이 발생하지 않도록 예방하고 합병증의 발생 여부를 추적관찰하는 노력이 필요하다.

3. 합성

간은 여러 물질들을 합성한다.

간이 거대한 공장에 비유되는 이유도 우리 몸에서 필요로 하는 수많은 물질들이 간에서 합성되기 때문이다. 간은 각종 아미노산과 효소들을 합성한다. 그리고 이와 같이 합성된 기질(substrates)과 효소들을 이용하여 간에서는 수없이 많은 대사작용이 진행된다. 더불어 간은 요소, 각종 단백질과 지단백질(lipoprotein) 등을 생산하여 전신 순환계로 유리(release)함으로써 다른 장기의 기능을 유지하는 데 도움을 주거나 그 곳에서 일어나는 각종 대사와 배설작용을 돕는다. 또한 담즙산, 콜레스테롤 그리고 인지질(phospholipid)을 합성하여 담관을 통해 배설함으로써 또 다른 계통의 대사와 배설작용에 기여한다(그림 2.4).

간세포의 기능이 부족해지면 혈액응고인자와 혈액조절인자들이 충분히 합성되지 못하여 출혈경향이 나타날 수 있다고 전술한 바 있다. 즉, 비타민 K 결핍 여부와 관계없이 간세포에서 혈액응고인자들, 특히 혈액응고인자 II, VII, IX 그리고 X와 혈액응고조절인자 단백질 S와 단백질 C의 합성에 장애

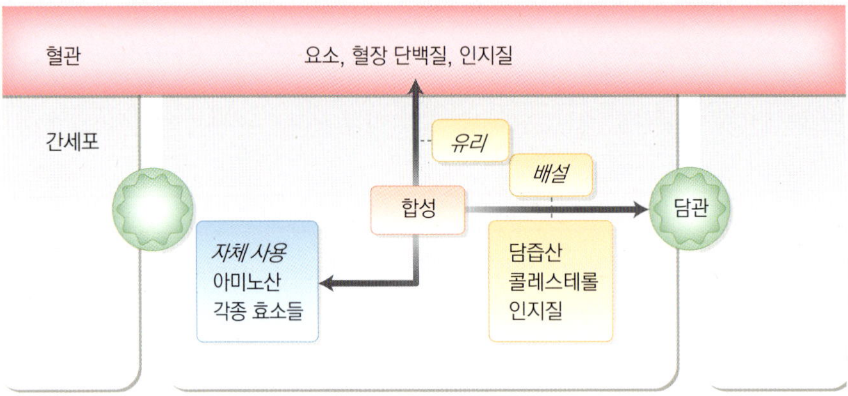

그림 2.4 간의 합성기능

간은 각종 아미노산과 효소를 합성하여 간세포내 대사작용에 이용한다. 또한 요소, 각종 단백질 및 인지질을 합성하여 혈관으로 유리하고, 담즙산, 콜레스테롤 및 인지질을 합성하여 담관을 통해 배설한다.

를 일으켜 지혈에 문제를 초래하기 쉽다(그림 2.5). 따라서 간부전증 환자를 관리하는데 있어서 심각한 출혈의 발생 가능성을 꼼꼼히 추적관찰하고 예기치 않은 출혈을 미연에 방지하며 문제가 발생했을 경우 이를 조기에 진단하여 적절하게 치료하려는 계획과 노력들은 필수적이다.

간세포기능이 감소하면 인체에 필요한 단백질의 합성이 부족해진다. 그 결과로 인체의 각종 장기에 필수적인 단백질이 공급되지 못하면, 매우 다양하고 심각한 합병증이 나타날 수 있다.

먼저 우리 몸에 가장 많은 양이 존재하는 알부민부터 생각해 보자. 알부민은 우리 몸에서 매우 중요한 역할을 담당한다. 그런데 알부민은 오로지 간세포에서만 생산된다. 성인의 경우 하루에 6g 내지 12g의 알부민이 생산된다. 혈청 알부민치의 정상 범위는 3.5~5.2g/dL이다. 혈액100mL에 3.5g 내지 5.2g의 알부민이 존재하는 것이 정상이라는 의미이다(그림 2.6).

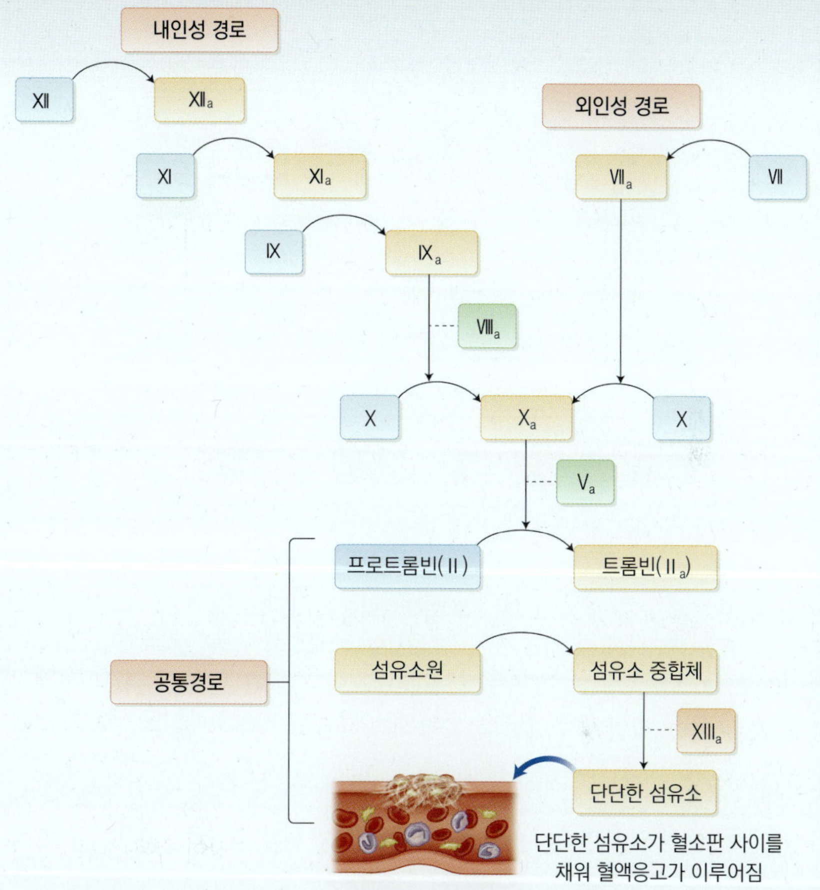

그림 2.5 혈액응고인자와 지혈 과정

간부전증 환자의 경우, 간세포에서 특히 혈액응고인자 II, VII, IX 그리고 X의 합성에 장애를 일으켜 지혈에 문제가 발생할 수 있다.

알부민은 혈액의 삼투압을 유지하는 데 중심 역할을 한다. 혈장 단백질 중에서 분자량이 가장 작고 혈액 내에 가장 많이 존재하기 때문에 삼투압이 가장 높다. 따라서 혈청 알부민은 혈액내 삼투압을 유지시킴으로써 순환하는

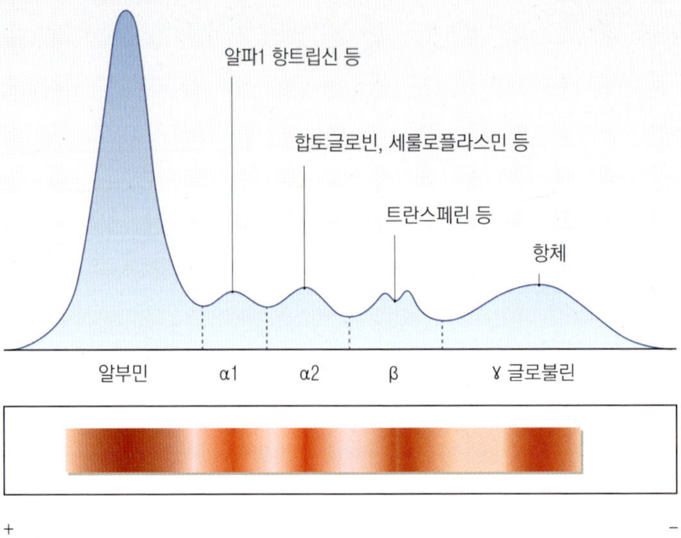

그림 2.6 혈장 단백질
알부민은 우리 몸에 가장 많이 존재하는 단백질이다. 혈청 알부민치의 정상 범위는 3.5~5.2g/dL이다.

수분의 양을 유지하고 인체에서 혈액이 정상적으로 순환할 수 있도록 한다. 다시 말해, 혈청 알부민치가 낮아지면 부종을 일으킬 수 있고 알부민을 투여함으로써 부종을 치료할 수 있다(그림 2.7).

알부민 이외에도 간에서 합성되는 단백질의 역할은 매우 다양하고 중요하다. 간에서 이루어지고 있는 수많은 대사작용의 각 단계마다 각종 효소와 조효소들이 필요하다. 이들의 합성이 원활하지 못하다면 인체를 유지하는 데 필수적인 대사기능이 저하되어 치명적인 결과를 초래할 수밖에 없다. 간에서 생산되는 단백질들 중에는 다른 장기의 기능을 유지하는 데 반드시 필요한 것들도 많다. 예를 들어, 간에서 다양한 소화효소들을 합성하여 장관

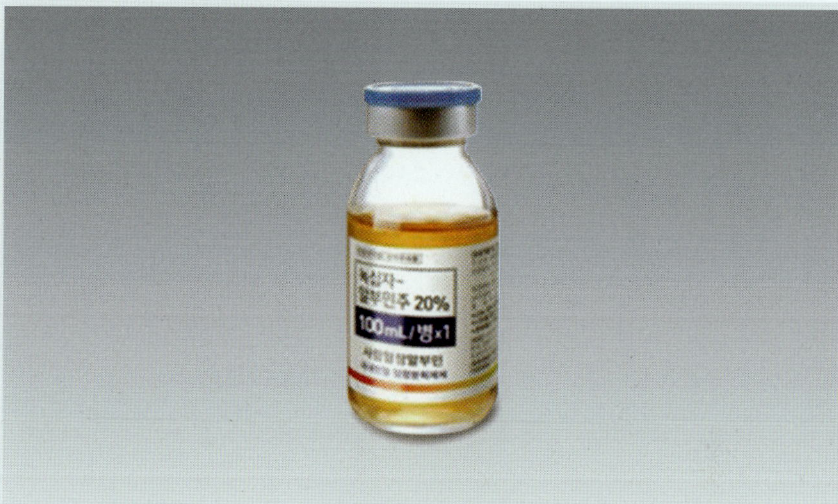

그림 2.7 주사용 알부민
알부민은 혈액의 삼투압을 유지하는 데 중심 역할을 한다. 혈청 알부민치가 낮아지면 부종을 일으킬 수 있고 알부민을 투여함으로써 부종을 치료할 수 있다.

(intestine)으로 배출하지 못한다면 인체의 소화기능은 큰 장애를 겪을 수밖에 없을 것이다.

간세포의 합성기능이 저하되면 다양한 경로를 통해 면역기능이 저하되고 그 결과 각종 감염증이 발생하기 쉽다. 간은 면역력을 유지하는 데 필수적인 항체나 보체(compliment) 등을 생산한다. 또한 간 속에 있는 쿠퍼세포(Kupffer cell)[쿠퍼세포는 간에 분포하는 특화된 대식세포(macrophage)로서 동양구조(sinusoid) 벽을 따라 분포한다. 1876년에 칼 빌헬름 쿠퍼(Karl Wilhelm von Kupffer)에 의해 처음 발견되었다.]는 인체로 들어오는 이물질을 포식함으로써 이들을 체내에서 제거한다. 그러므로 간기능이 저하되면 면역 기능이 감소하여 바이러스, 박테리아 혹은 아메바 같은 외부 병원체들에 감염되기 쉽다.

간기능이 저하되면 콜레스테롤 등 인체의 균형을 유지하는 데 중요한 역할을 하는 물질의 합성이 부족하여 다양한 합병증이 나타날 수 있다. 예컨대, 간에서 콜레스테롤과 인지질을 합성하지 못하면 우리 몸 속 세포들이 건강한 세포막을 유지하지 못한다. 콜레스테롤의 합성이 저하되면 인체의 균형을 유지하는 데 필수적인 스테로이드 호르몬의 합성에 장애가 발생할 수도 있다. 그리고 담즙산과 같이 소화작용에 중요한 역할을 담당하고 있는 물질의 합성이 부족해지는 결과를 초래할 수도 있다. 그러나 간에서 합성되는 개별 물질의 결핍으로 인하여 구체적으로 어떤 합병증이 나타날 수 있는지 그리고 그 기전은 무엇인지 등에 관해서는 추가적인 연구가 좀 더 필요한 실정이다.

간은 과잉의 암모니아로부터 요소를 합성하여 혈액을 통해 신장으로 배설하는 역할을 담당한다. 이 과정은 생명을 유지하는 데 매우 중요한 대사과정 중의 하나이다. 그러므로 간세포기능이 저하되어 이러한 대사과정이 원활치 못하면 인체의 다양한 장기에 수많은 독성을 끼치는 암모니아가 체내에 축적됨으로써 간성 혼수와 같은 치명적인 합병증을 유발할 수 있을 것이다. 이와 같은 대사과정은 요소를 합성하여 혈액으로 배출하는 것에 초점을 맞춘다면 간의 합성기능일 것이고, 체내에 쌓인 노폐물 중의 하나인 암모니아를 체외로 배출하는 것에 초점을 맞춘다면 간의 해독 및 배설 기능일 것이다.

간의 요소 합성과정에 대해 좀 더 자세히 살펴보자.

아미노산이 에너지원으로 쓰이기 위해서는 물과 이산화탄소로 완전히 분해되는 대사과정을 거쳐야 한다. 이 과정에서 아미노산 속의 질소 원자가 암모니아 형태로 남게 된다. 이렇게 생성된 암모니아는 체내에 축적되고, 인체에 많이 쌓이면 여러 장기에 독성을 끼치게 된다. 이때 나타나는 증상들 중

대표적인 것이 간성 혼수이다. 따라서 생산된 암모니아는 독성이 약한 물질인 요소로 전환된 후 혈액을 거쳐 신장으로 배설되어야 한다.

간에는 암모니아를 요소로 전환하는 화학반응 경로인 요소회로가 있다. 요소회로는 오르니틴, 시트룰린, 아르기닌 세 가지 아미노산이 암모니아와 이산화탄소를 결합시켜 요소를 만들면서 순환하는 과정이다(그림 2.8). 간에서 만들어진 요소는 혈액을 따라 신장에 도달하고, 신장에서 걸러져 방광에 저장되었다가 소변과 함께 배설된다.

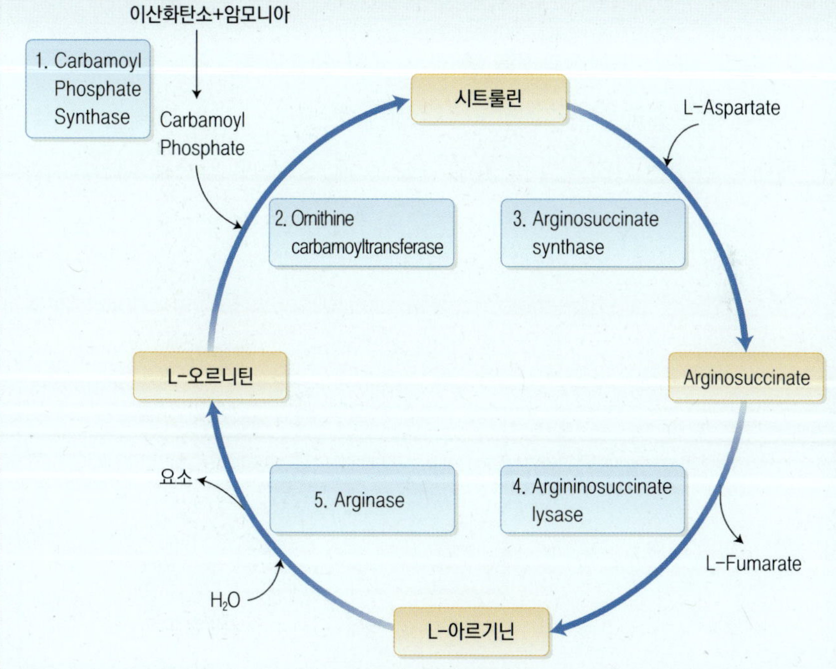

그림 2.8 요소 회로

간에는 암모니아를 요소로 전환하는 화학반응 경로인 요소회로가 있다. 인체에서 생성된 암모니아는 독성이 약한 물질인 요소로 전환되어 혈액을 거쳐 신장으로 배설된다.

4. 제거, 해독 및 배설

수없이 많은 물질들이 간에서 제거되고 비활성화된다. 즉, 각종 약물, 호르몬, 알코올, 빌리루빈 등은 혈액을 통해 간세포로 운반되고 이곳에서 제거, 해독된 후 담즙을 통해 배설되거나 간세포에서 대사되어 혈액을 거쳐 신장으로 배설된다. 유해한 것은 무해한 것으로 바꾸고 지나치게 많이 존재하는 물질은 산화, 환원, 메틸화, 아세틸화 등 여러 화학반응을 통해 형태를 바꾸어 인체에서 제거한다. 간이 이러한 대사작용들을 원활히 할 수 없다면 섭취한 알코올이나 약물에 의한 독성이 축적되고 지속되어 생명에 지대한 위협을 초래할 것이다(그림 2.9).

알코올의 대사 및 배설과정을 좀 더 자세히 살펴보자.

섭취한 알코올의 약 90% 정도는 소장에서, 10% 정도는 위에서 흡수된다. 체내로 흡수된 알코올의 약 10% 정도는 폐, 소변 및 땀으로 배설되지만

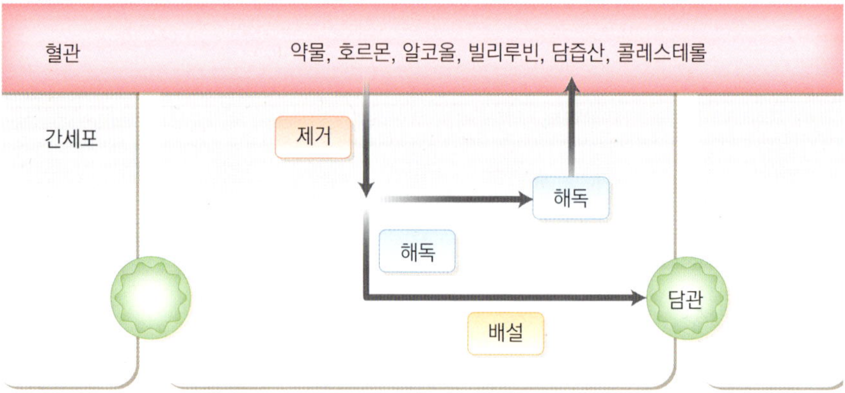

그림 2.9 간에서 일어나는 제거, 해독 및 배설작용
각종 약물, 호르몬, 알코올, 빌리루빈 등은 혈액을 통해 간세포로 운반되고, 이곳에서 제거, 해독된 후 담즙을 통해 배설되거나, 간세포에서 대사되어 혈액을 거쳐 신장으로 배설된다.

대부분인 나머지 90% 가량은 간에서 대사되고 산화된다. 혈액을 통해 간으로 운반된 알코올은 간에서 생산되는 여러 효소(알코올 탈수소화 효소, 카탈라제 등)에 의해 아세트알데히드로 변환되며, 이렇게 생성된 아세트알데히드는 다시 다양한 효소의 작용에 의해 인체에 무해한 초산으로 변환된다. 이후 초산은 혈액에서 이산화탄소와 물로 분해된다(그림 2.10). 이런 대사과정에서 생산되는 물질들 중 아세트알데히드가 인체에 가장 치명적인 영향을 일으킬 수 있기 때문에 특히 이 물질의 대사과정이 간의 해독작용에 중요하다.

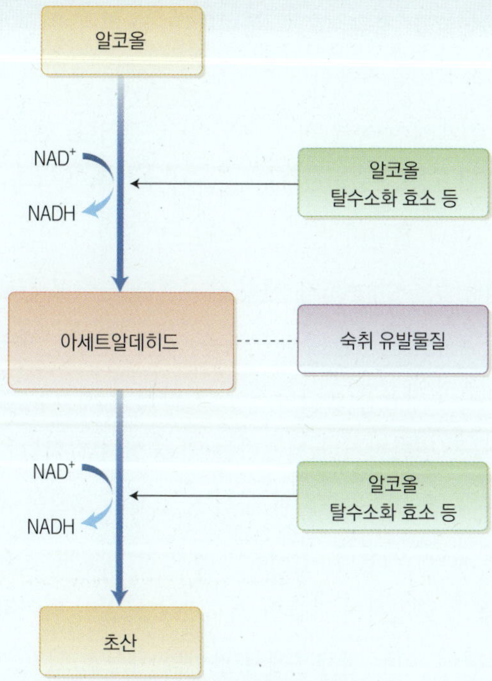

그림 2.10 알코올 대사과정

섭취된 알코올의 대부분은 간에서 대사되고 산화된다. 여러 효소에 의해 아세트알데히드로 변환되며, 이렇게 생성된 아세트알데히드는 다시 다양한 효소의 작용에 의해 인체에 무해한 초산으로 변환된다.

과잉의 콜레스테롤, 인지질, 담즙산 등도 수분, 전해질 등과 함께 담관을 통해 배설된다. 또한 주로 혈구가 파괴되면서 생성되고 축적된 빌리루빈도 간의 대사과정을 거쳐 담관을 통해 배설된다. 더불어, 외부로부터 들어왔거나 섭취한 약물과 독성 물질들 역시 간의 다양한 대사과정을 거쳐 담관을 통해 배설된다. 만약 간기능이 저하되어 이런 독성 물질들이 변환되지 못하고 적절하게 체외로 배설되지 못한다면 우리는 매우 치명적인 상황을 맞을 수도 있다.

간은 호르몬 대사에도 중요한 역할을 한다.

인체는 여러 가지 자극에 적절히 대처하기 위해 혹은 균형을 유지하기 위해 다양한 호르몬들을 지속적으로 분비한다. 그러나 이렇게 분비된 호르몬들이 끝없이 지속적으로 작용한다면 어느 순간에는 오히려 인체에 불리한 효과를 나타내어 인체에 해독을 끼칠 수도 있을 것이다. 예를 들어, 식후에 과량으로 분비된 인슐린은 일시적으로 높아진 혈당을 낮추는 데 매우 중요한 역할을 한다. 그러나 혈당이 안정된 후에도 인슐린이 인체에서 제거되지 못하여 상승한 혈중 인슐린 농도가 계속 유지된다면 어떻게 되겠는가? 저혈당이 발생하여 치명적인 결과를 초래할 수도 있을 것이다. 따라서 적절한 단계에서 과잉 호르몬의 작용을 중화하거나 그 자체를 제거할 필요가 있다. 간은 과잉의 호르몬들을 변환하거나 제거하는 데 중심적인 역할을 담당한다. 그러므로 간이 본연의 임무를 완수하지 못하면 인체가 호르몬 과다로 인한 해독을 입을 수밖에 없다. 예컨대, 간기능이 저하된 남성의 경우 드물지 않게 혈액내 여성호르몬이 증가하여 가슴이 커지거나 모발이 적어지는 등 여성화 징후를 보이기도 한다. 이는 간세포에서 과잉의 여성호르몬을 적절히 제거하지 못하기 때문이다.

3

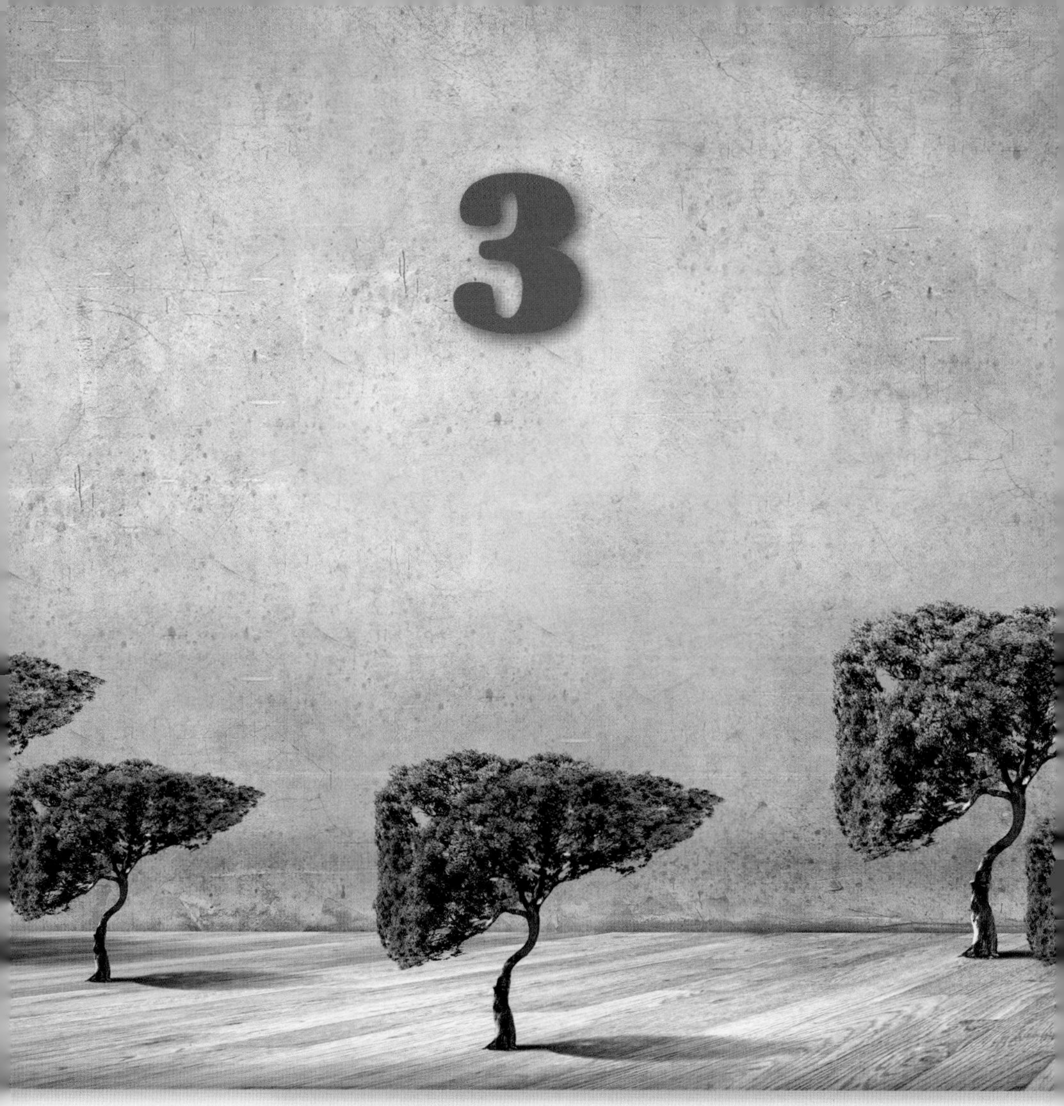

비정상 간기능의 흔한 원인들

우리 몸에 어떤 문제가 생겼을 때 간이 정상적으로 일을 하지 못하는 것일까? 간기능 이상의 원인에 따라 임상양상이 다르지 않을까? 간기능검사 결과가 비정상일 때 어떤 문제의 발생 가능성을 우선적으로 생각하고 감별해야 하는 것인가? 이러한 의문점을 풀어내기 위해서는 먼저 비정상 간기능 소견을 보이는 원인들을 고찰할 필요가 있다.

간기능검사상 이상소견을 나타내는 원인들은 매우 다양하다. 간에 악영향을 미치는 모든 질환들이 비정상 간기능검사 소견을 나타낸다고 말할 수 있다. 그러나 임상에서 흔히 마주칠 수 있는 원인, 그 중에서도 간담도계 질환을 우선적으로 우리의 머릿속에 정리해 두는 것이 앞으로 간기능검사를 이용한 임상기술을 터득하는 데 유익할 것이다. 우리의 궁극적인 목표가 간기능검사를 효율적으로 임상에 적용하여 환자들에게 가능한 한 많은 이익을 돌려 주려는 것이기 때문이다.

간기능 장애를 일으키는 주요 원인들을 발생기전에 따라 구분하여 열거해 보자(그림 3.1). 간질환을 감별진단할 때, 첫 번째 단계로서 발생기전에 따라 원인을 분류하는 일이 매우 중요하기 때문이다. 예를 들어, B형 간염바이러스 보유자의 간기능이 악화되었을 때, 이것이 B형 간염바이러스(hepatitis B virus, HBV)의 활동성에 의한 것인지, 약물 등의 독성에 의한 것인지 혹은 동반된 담도 질환에 의한 것인지 등을 감별하는 것은 치료법을 선택하는 데 있어서 매우 중요하다. 담도 폐쇄의 원인이 급성(담석증 등)인지 만성(담도 종양 등)인지 완전 폐쇄인지 불완전 폐쇄인지 지속적인지 간헐적인지 등은 추후에 구별해 나가더라도, 우선 그림 3.1의 분류와 같이 발생기전에 따른 원인별로 크게 나누어 진단하고 다음 단계로 세부적인 진단을 시도하는 것이 간질환 환자에 대한 효율적이고 실용적인 접근법이다.

간기능 장애를 일으키는 주요 원인들, 즉 간기능검사상 이상소견을 나타낼

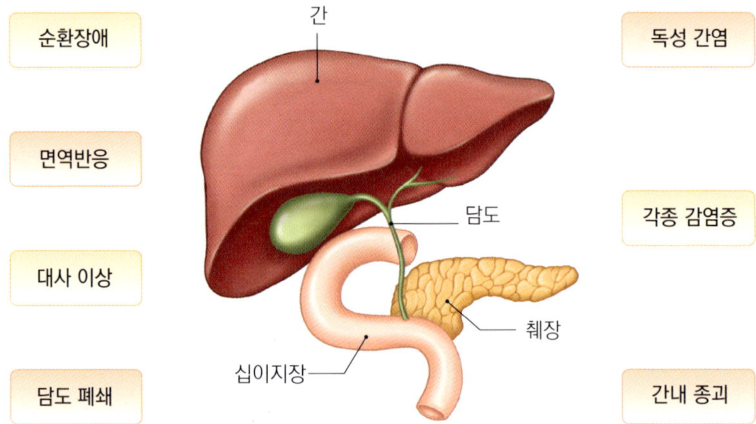

그림 3.1 비정상 간기능의 주요 원인들: 발생기전에 따른 분류
간질환을 감별진단할 때 첫 번째 단계로서 발생기전에 따라 원인을 분류하는 일이 매우 중요하다.

수 있는 흔한 기전들은 간혈류 순환장애, 면역반응에 의한 간담도 손상, 대사 이상, 담도 폐쇄, 독성 물질에 의한 간손상, 각종 감염증, 간내 종괴 등이다.

1. 간혈류 순환장애

인체를 순환하는 혈액의 4분의 1 가량이 간을 통과한다. 간혈류는 심박출량의 약 25%에 이른다는 의미이다. 간혈류의 70% 내지 75%는 간문맥(portal vein)을 통해 유입되고, 20% 내지 25%는 간동맥(hepatic artery)을 통해 들어온다. 간동맥을 통해 유입되는 혈액의 산소포화도가 간문맥 혈액에 비해 상대적으로 높다. 따라서 간으로 가는 산소의 공급은 간동맥 혈액이 45% 내지 50%, 간문맥 혈액이 50% 내지 55%를 담당한다. 간동맥과 간문맥은 가지를 내면서 차츰 가늘어져 간 속의 모세혈관인 동양구조(sinusoid)에서 합쳐진다. 이렇게 합쳐진 혈액은 중심정맥(central vein)을 통해 간정맥(hepatic vein) 그리고 하대정맥(inferior vena cava)을 거쳐 심장으로 배출된다(그림 3.2).

간을 통과하는 혈액의 흐름이 원활치 못하면, 다시 말해 간 속 혈액이 정체되거나 간세포에 혈액이 순조롭게 공급되지 못하면, 간조직은 저산소증에 빠지게 된다. 이 경우에는 특히 저산소증에 취약한 간소엽 부위가 손상되기 쉽고 그에 따른 간기능 이상소견이 특징적으로 나타난다. 이런 기전에 의해 간기능검사상 이상소견을 나타내는 질병으로는 허혈성 간염(ischemic hepatitis), 울혈성 심부전증(congestive heart failure), 협착성 심막염(constrictive pericarditis), 버드-키아리 증후군(Budd-Chiari syndrome), 문맥전신계 측부순환(portosystemic collateral) 등이 있다(개요 **3.1**).

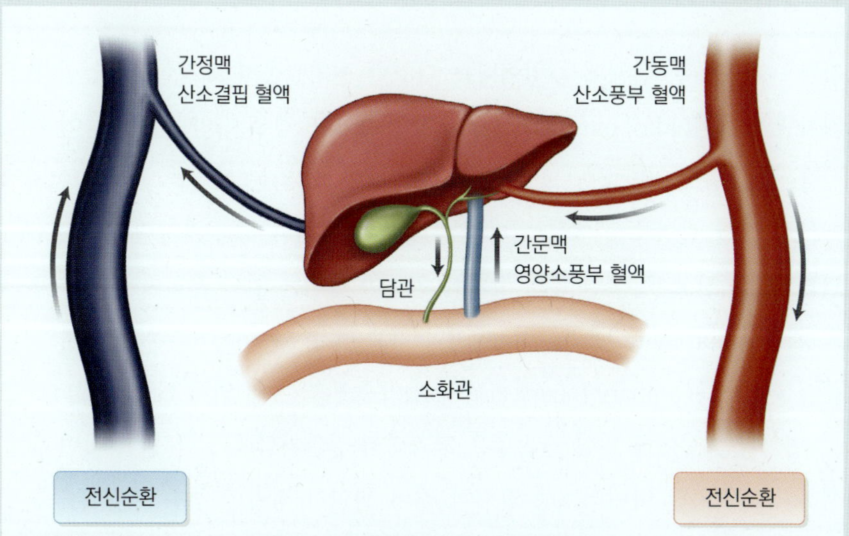

그림 3.2 간을 중심으로 한 혈액의 흐름도
간혈류의 70% 내지 75%는 간문맥(portal vein)을 통해 유입되고, 20% 내지 25%는 간동맥(hepatic artery)을 통해 들어온다.

개요 3.1

비정상 간기능의 원인: 간혈류 순환장애

1. 허혈성 간염
2. 울혈성 심부전증
3. 협착성 심막염
4. 버드-키아리 증후군
5. 문맥전신계 측부순환

2. 면역반응에 의한 간담도 손상

간담도 세포들은 인체에서 일어나는 다양한 면역반응의 표적이 되기 쉽다. 자가면역 질환(autoimmune disease)이 발생했을 경우 다양한 장기들이 손상을 입을 수 있지만 간담도 계통 역시 손상을 잘 입는 표적들 중 하나이기 때문에 심한 간기능 장애를 나타내는 경우가 흔하다. 즉, 자가면역 항체에 의해 관절, 신장, 갑상선 등의 장기에 염증이 생기는 일이 흔하지만, 자가면역성 간염(autoimmune hepatitis)이나 담관염(cholangitis) 혹은 원발성 담즙성 간경변증(primary biliary cirrhosis)이 동반되는 일 역시 드물지 않다.

면역기능 장애에 의한 간손상은 자가면역 질환처럼 확실한 원인 없이 발생하기도 하지만 바이러스성 간염과 같이 원인이 명확한 경우도 있다. 즉, 외부로부터 침입한 병원체를 제거하기 위해 유발된 면역기능에 의해 간세포가 파괴되는 과정을 거치는 것이다(그림 3.3). 특히 바이러스성 간염의 경우, 간염바이러스가 직접 간세포를 파괴하는 것이 아니라 간세포로 침투한 바이러스를 제거하기 위한 면역반응에 의해 간세포가 파괴된다는 사실은 만성 바이러스성 간염 환자들을 관리하는 데 매우 중요한 개념이다.

정리하면, 다양한 면역반응에 의해 간과 담관이 손상될 수 있으며, 바이러스성 간염과 다양한 자가면역성 질환들이 이 부류에 속한다(개요 3.2).

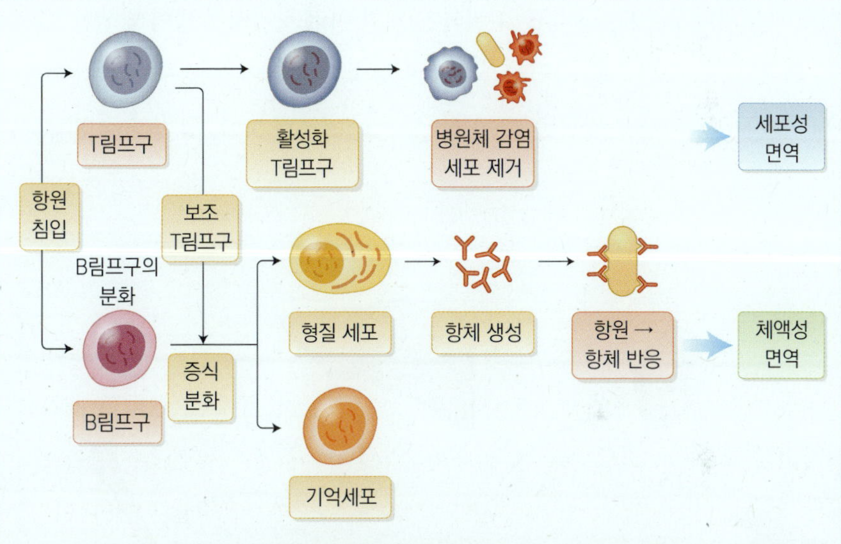

그림 3.3 병원체가 인체로 침입했을 때 일어나는 면역반응

면역기능 장애에 의한 간손상은 자가면역 질환처럼 확실한 원인 없이 발생하기도 하지만 바이러스성 간염과 같이 외부에서 침입한 병원체를 제거하기 위해 유발된 면역기능에 의해 간세포가 파괴되는 과정을 거치기도 한다.

개요 3.2

비정상 간기능의 원인: 면역반응

1. 바이러스성 간염
2. 자가면역성 간염
3. 자가면역성 담관염
4. 원발성 담즙성 간경변증

3. 대사 질환

인체에서는 수많은 대사과정이 지속적으로 진행된다. 어떤 물질이 부족한 경우에는 그것을 보충하기 위하여 그리고 어떤 물질이 넘쳐나는 경우에는 그것을 배출하기 위하여 대사과정이 진행된다. 참으로 경이로운 일이다. 그런데 어떤 이유로 인해 이와 같은 대사과정에 문제가 생기면 어떤 물질이 체내에 부족하거나 넘쳐나게 된다. 그리고 그 결과 인체의 여러 장기에 질병이 발생한다.

이와 같은 기전으로 간기능검사상 이상소견을 보이는 경우는 혈색소증(hemochromatosis), 윌슨병(Wilson's disease)(그림 3.4), 당원 축적병(gly-

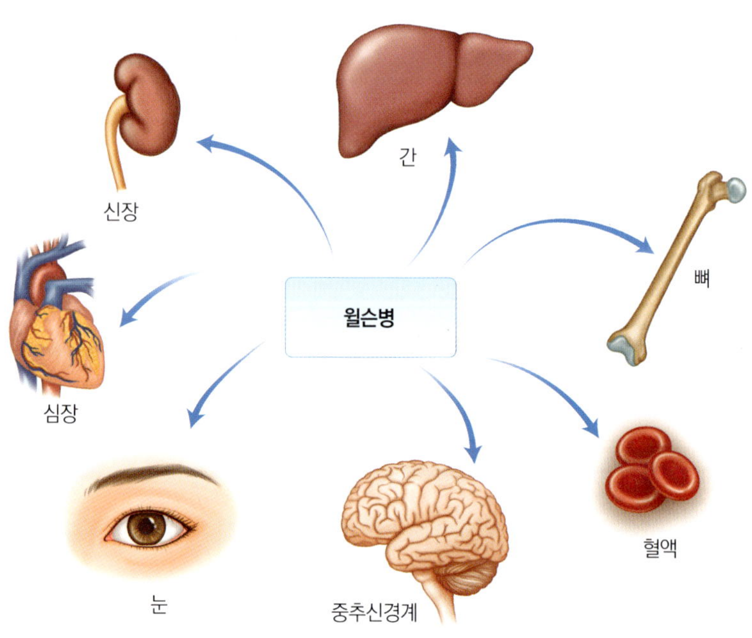

그림 3.4 윌슨병
윌슨병은 체내에 구리가 지나치게 많이 축적됨으로써, 간, 뇌, 심장, 눈 등에 문제를 일으키는 질병이다.

cogen storage disease) 그리고 선천성 고빌리루빈혈증(familial hyperbilirubinemia) 등이 있다(개요 3.3).

개요 3.3

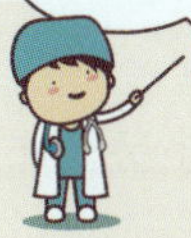

비정상 간기능의 원인: 대사 질환

1. 혈색소증
2. 윌슨병
3. 당원 축적병
4. 선천성 고빌리루빈혈증

4. 담도 폐쇄

어떤 원인에 의해서든지 담도가 막히면 간담도 계통에 나쁜 영향을 미친다. 담도가 완전히 폐쇄되었는지 부분적으로 폐쇄되었는지에 따라, 갑작스럽게 폐쇄되었는지 서서히 막혀가는지에 따라 그리고 지속적으로 폐쇄되어 있는지 간헐적으로 폐쇄되는지에 따라 나타나는 간기능검사상 이상소견과 시간에 따른 이상소견의 변화가 크게 다르다. 바꾸어 말하면, 간기능검사상 이상소견의 양상과 시간에 따른 변화를 통해 비정상 간기능이 담도 폐쇄에 의한 것인지 여부와 담도 폐쇄를 일으키는 원인들 중 어떤 원인에 의한 것인지를 감별진단할 수 있다는 얘기이다. 이 얼마나 놀라운 임상기술인가? 어떤 분석을 통해 이러한 정보들을 얻을 수 있는지에 대해서는 추후 사례연구를 통해 상세히 설명하고자 한다.

담도가 폐쇄되어 간기능검사상 이상소견을 나타낼 수 있는 경우는 담석증(gallstone disease)과 담도 종양(bile duct tumor)이 있고, 그 중에서도 특히 총담관이 폐쇄된 경우로는 췌장이나 파터 팽대부(ampulla of Vater) 혹은 십이지장 종양(duodenal tumor)에 의해 담도가 폐쇄된 경우 등이 있다(개요 **3.4**).

개요 **3.4**

비정상 간기능의 원인: 담도 폐쇄

1. 담석증
2. 담도 종양
3. 췌장 종양
4. 파터 팽대부 종양
5. 십이지장 종양

5. 간내 공간점유 병소

다양한 원인으로 인해 간조직이 있어야 할 자리를 다른 무엇이 채울 수 있다. 그럼으로써 간이 본연의 기능을 수행하는 데 장애를 가져올 수 있다. 이런 경우에도 간기능검사상 특징적인 이상소견을 나타낸다. 그러므로 특징적인 간기능검사 소견을 통해 간 속에 공간점유 병소가 있을 가능성을 의심할 수 있다.

간내 공간점유 병소(space-occupying lesion)를 나타낼 수 있는 질병들로는 원발성(primary) 혹은 이차성(secondary) 간암(liver cancer)(그림 3.5), 간농양(liver abscess), 육아종(granuloma), 아밀로이드증(amyloidosis) 등이 있다(개요 3.5).

개요 3.5

비정상 간기능의 원인: 간내 공간점유 병소

1. 원발성 혹은 이차성 간암
2. 간농양
3. 육아종
4. 아밀로이드증

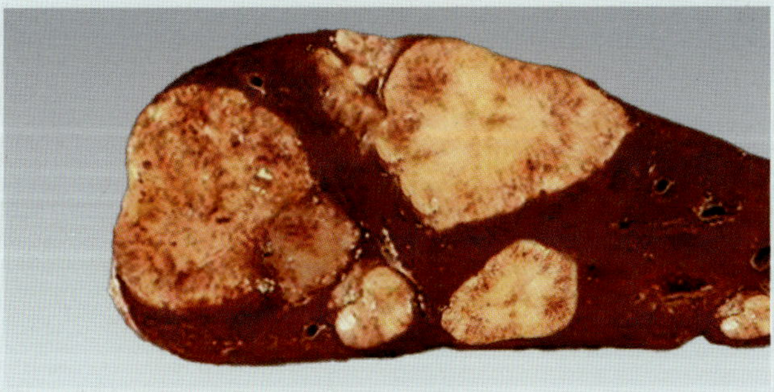

그림 3.5 간암
원발성 혹은 이차성 간암은 간내 공간점유 병소를 만들어 간기능검사상 이상소견을 나타낼 수 있다.

6. 각종 감염증

인체에서 발생하는 각종 감염증은 종종 간기능검사상 이상소견을 나타낸다. 비록 그 빈도가 흔하지 않고 대부분 그 정도가 심하지 않은 것이 사실일지라도 간기능검사상 이상소견을 보이는 환자의 원인을 감별할 때 각종 감염증의 가능성을 염두에 두는 것은 매우 중요하다.

비정상 간기능을 나타내는 감염증은 그 종류가 매우 다양하다. 우리 몸에서 발생할 수 있는 감염증들 중 거의 대부분이 이에 해당한다고 보는 편이 옳을 듯하다. 각종 바이러스 감염(그림 3.6), 세균 감염 그리고 진균이나 아메바 질환들까지 모두 간기능검사상 이상소견을 보일 수 있다(개요 **3.6**).

개요 **3.6**

비정상 간기능의 원인: 각종 감염증

1. 바이러스
2. 세균
3. 진균
4. 아메바

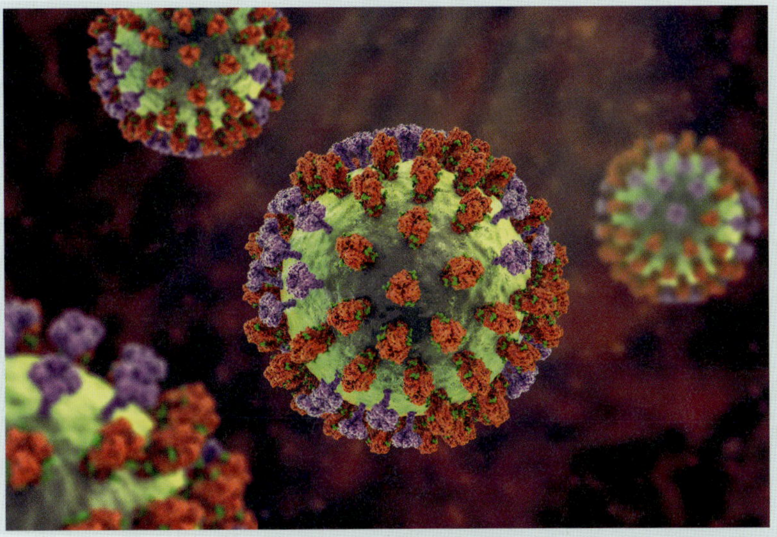

그림 3.6 COVID-19 감염

COVID-19를 포함한 각종 바이러스 감염증은 간기능검사상 이상소견을 나타낼 수 있다.

7. 독성 간염

우리가 살면서 섭취하는 많은 물질들이 간에 해독을 끼친다. 간에 해독을 끼치는 물질들 중 가장 흔한 것을 꼽으라면 아마도 우리가 일반적으로 섭취하는 음식일 것이다. 이와 같이 우리는 알게 모르게 간에 해독을 끼치는 물질들을 섭취하며 살고 있다. 더욱이 간에 해가 될 것을 알면서도 섭취하는 알코올, 살면서 겪을 수밖에 없는 질병이나 상처를 치료하기 위해 사용하는 각종 약물들(그림 3.7), 그리고 잘못된 의학 상식에 의해 섭취하는 소위 건강식품들 역시 간에 해를 끼칠 수 있고 간기능검사상 이상소견을 나타낼 수 있다(개요 **3.7**).

개요 3.7

비정상 간기능의 원인: 독성 간염

1. 알코올성 간질환
2. 약인성 간질환
3. 기타

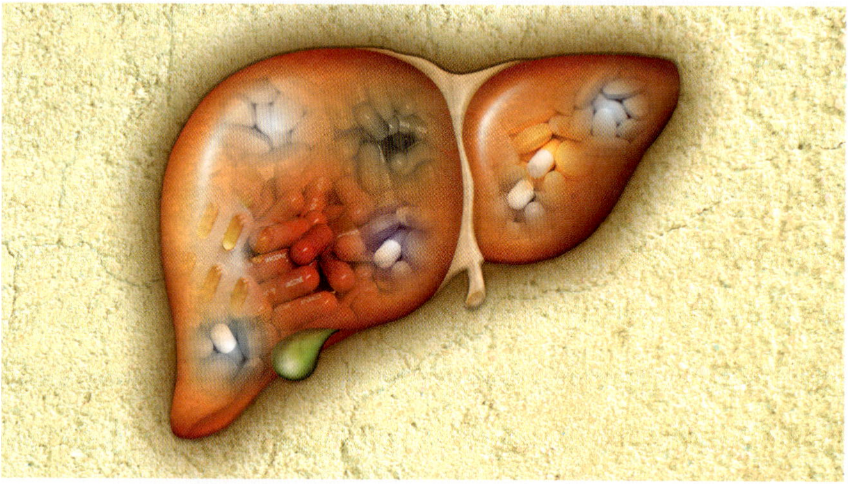

그림 3.7 약인성 간손상

우리가 살면서 겪을 수밖에 없는 질병이나 상처를 치료하기 위해 사용하는 각종 약물들도 간손상을 일으켜 간기능검사상 이상소견을 나타낼 수 있다.

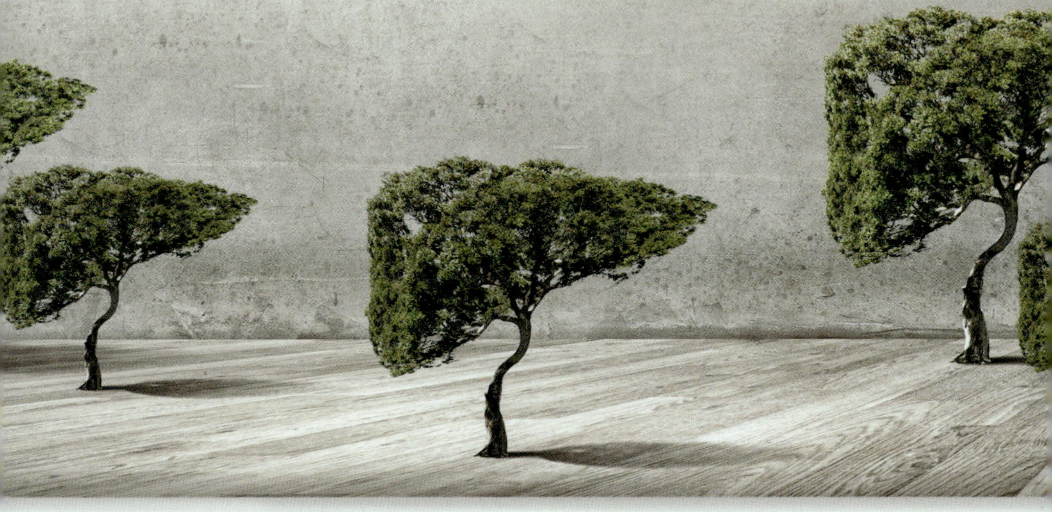

4

비정상 간기능 소견을 나타내는 전신 질환

어떤 질환이 하나의 장기에만 국한해서 이상소견을 나타내는 일은 흔하지 않다. 인체의 장기는 인위적으로 구분한 것일 뿐 상호 간에 유기적인 관계로 밀접하게 연관되어 있기 때문이다. 간질환 환자에서 나타나는 이상소견 역시 간에만 국한되지 않으며 타 장기에 많은 영향을 미치고 있음은 주지의 사실이다. 예를 들어, 바이러스성 간염은 간에 염증과 간세포 괴사를 일으킬 뿐만 아니라 신장, 관절 혹은 혈액에 영향을 미친다는 사실은 이미 상식에 속한다.

마찬가지로, 간질환을 진단하고 감별함에 있어서 주로 간을 침범하는 질환뿐만 아니라 전신질환 혹은 다른 장기의 질환들이 간에 미치는 영향을 함께 고려하는 일은 매우 중요하다. 또한 전신질환이 다른 특징적인 징후 없이 간기능검사상 이상소견 만으로 발현한 경우 이 질환을 진단하는 데 있어서 간기능검사 이상소견은 중요한 단서가 될 수도 있다.

간에서는 수많은 대사작용이 일어난다. 특히 각종 호르몬의 생산, 활성화 혹은 제거에 결정적인 영향을 미친다. 그리고 인슐린 같은 호르몬의 최종 작용이 일어나는 중요한 장소이기도 하다. 그러므로 간질환이 내분비계의 이상을 동반하리라는 것은 쉽게 짐작할 수 있다. 또한 당뇨병이나 갑상선 질환이 있는 환자들의 간기능이 비정상적일 수 있다는 사실도 쉽게 유추할 수 있다.

간은 인체내 각종 면역작용에 의해 쉽게 손상을 받는 장기들 중 하나이다. 따라서 면역학적 변화가 있을 때 간 역시 임상적으로 변화를 나타낼 수 있다. 대부분의 경우 이런 변화는 특별한 치료를 필요로 하지 않지만 간기능검사상 비정상 소견들을 감별하고 추적하는 데 매우 중요한 단서를 제공할 수도 있다.

간에 영향을 미치는 다른 장기의 질환 혹은 전신질환들은 열거하자면 그 수를 헤아릴 수 없을 만큼 방대하다. 그러나 본 장에서는 임상적으로 드물지 않게 접하는 전신질환들을 중심으로 간에 나타날 수 있는 소견들을 간략히 기술하려 한다.

1. 영양과 간

1) 영양결핍

절대적으로 영양분 섭취가 부족한 상태뿐만 아니라, 만성 설사, 흡수장애를 동반한 장질환 혹은 소모성 질환 등은 영양결핍을 초래한다. 이와 같이 영양이 결핍된 상태에서는 간에도 이상소견이 나타난다. 동물 실험에서 단백질 혹은 필수 아미노산이 부족한 식이를 장기간 투여함으로써 간세포 괴사와 간내 섬유조직의 증식을 유발하였다는 보고가 있다. 이런 결과는 영양상태가

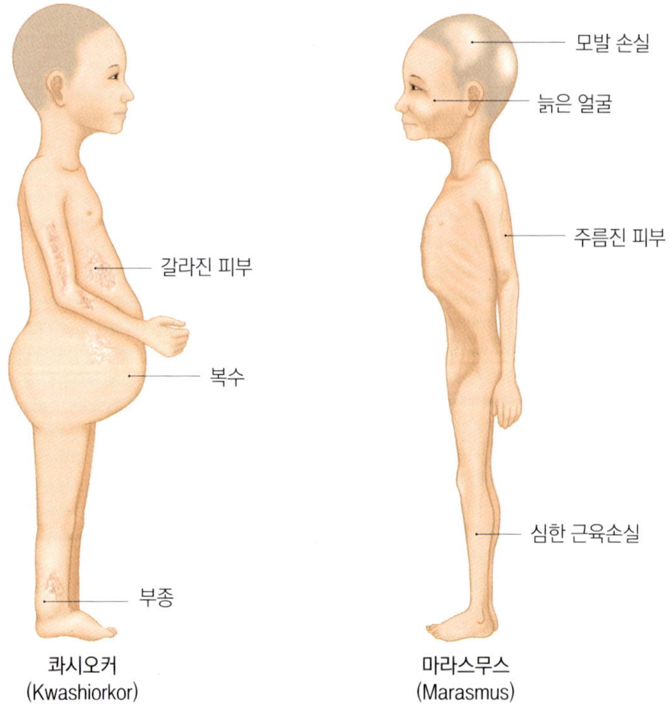

그림 4.1 콰시오커 환자와 전반적인 영양결핍증인 마라스무스 환자의 임상상 비교
극심한 단백질 결핍증인 콰시오커 환자의 경우, 간 특히 소엽내 제1구역에 심한 지방 침착을 보인다.

간에 직접적으로 질병을 일으킬 수 있음을 시사한다.

극단적 단백질 결핍증인 콰시오커(Kwashiokor) 환자의 경우, 간 특히 소엽내 제1구역에 심한 지방침착을 나타낸다. 즉, 식이내 단백질 결핍은 단백질의 합성에 부정적인 영향을 미치는데, 단백질로 구성된 효소와 관련된 대사작용이 주로 일어나는 간에는 특히 지대한 영향을 미치게 된다. 이런 환자에서는 지방조직으로부터 지방이 빠르게 유리된다. 또한 glucose-6-phosphatase 등 포도당 대사에 관여하는 효소의 활성도가 감소함으로써 간 속에 당원이 축적되고 탄수화물이 쉽게 지방으로 변환됨으로써 간조직에 지방이 축적된다. 그러나 이러한 지방성 변화가 임상적으로 간기능 장애를 일으키지는 않으며 대부분의 경우 간경변증으로 진행되지도 않는다. 간기능검사상 혈청 단백질치가 낮아지고 중성지방치가 높아진다. 혈청 트란스아미나제치의 경미한 상승을 동반할 수도 있다(그림 4.1).

2) 비만

요즘 들어 일반인을 대상으로 한 건강검진이 확대되면서 특이한 증상이나 질환 없이 간기능검사상 소위 '간염 수치'의 상승을 주소로 간클리닉을 방문하는 이들이 많아졌다. 이런 환자들에서는 반드시 몇몇 원인들을 감별해야 하겠지만 가장 흔한 원인으로서 과체중을 잊지 말아야 한다. 대부분의 경우, 혈청 트란스아미나제치가 경미하게 상승되어 있고 흔히 감마 글루타밀 트란스펩티다제치의 상승을 동반한다. 그러나 혈청 빌리루빈치나 알부민치 등 다른 간기능검사 항목들은 정상인 경우가 대부분이다. 한편, 혈청 콜레스테롤치와 중성지방치의 상승도 두드러진다.

비만 환자의 경우에는 다른 장기와 마찬가지로 간에도 지방이 침착된다. 이러한 변화는 체중과 비례하고 체중을 줄이면 사라진다. 일반적으로 비만에 의한 지방간은 간세포 괴사나 간섬유화를 일으키지 않는 것으로 알려져 왔으나, 일부 환자들에서 특히 소엽내 중심정맥주위부 간괴사, 섬유조직 증식, 말로리체(Mallory body) 형성 혹은 다형핵 세포의 침윤을 나타내는 등 조직학적으로 지방간염의 소견을 보여 알코올성 간염과 구별하기 힘든 경우도 있다. 이러한 환자들에서는 지속적으로 간세포 괴사와 간섬유화가 진행하여 간경변증을 일으킬 수 있는 것으로 알려져 있다(그림 4.2).

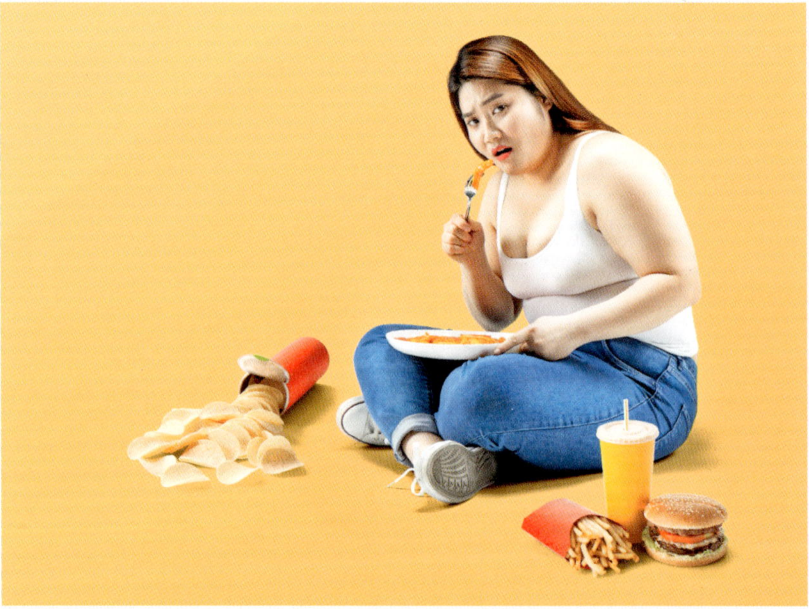

그림 4.2 비만 환자의 간기능 이상

비만 환자들의 경우에는 다른 장기와 마찬가지로 간에도 지방이 침착된다. 일부 환자들에서는 지속적으로 간세포 괴사와 간섬유화가 진행하여 간경변증을 일으킬 수 있다.

3) 루와이 위우회술

비만 치료를 위해 시행하는 루와이(Roux-en-Y) 위우회술은 간에 심각한 질병을 일으킬 수 있다. 수술 후 2년 이내에 1% 내지 17%의 환자에서 알코올성 간질환과 매우 유사한 지방간염을 일으킨다. 조직학적으로 소엽내 제3 구역에 염증 세포들이 침윤되고 간괴사가 나타나며 간섬유화도 빠르게 진행된다. 경우에 따라서는 이러한 변화가 매우 빠르게 진행되어 환자가 간부전증으로 사망할 수도 있다(그림 4.3).

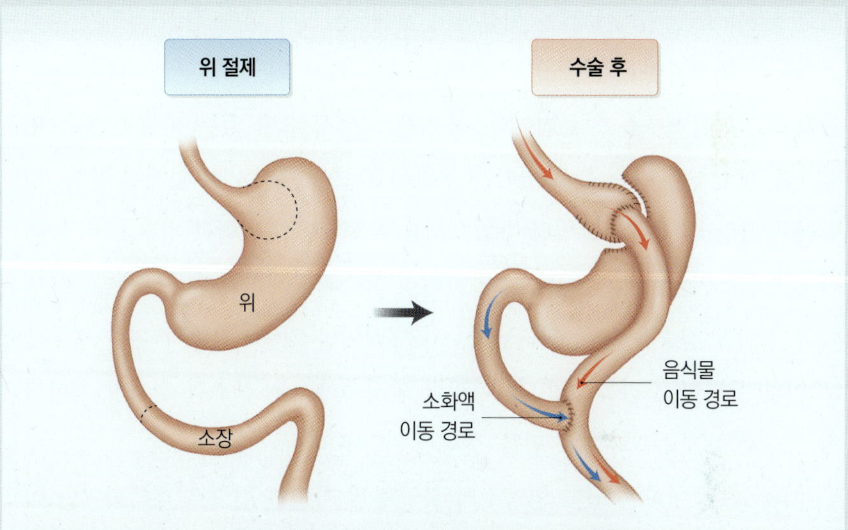

그림 4.3 비만 치료로 이용되는 루와이 위우회술

일부 환자에서 알코올성 간질환과 유사한 지방간염을 일으킬 수 있다. 또한 드물게는 이런 변화가 매우 빠르게 진행되어 간부전증을 일으키기도 한다.

이러한 환자에서 심한 지방간염이 발생하는 것은, 수술로 인한 단백질 영양결핍증이 간에 지방을 축적한 상태에서 우회로 조성으로 생긴 소장의 맹관(blind loop) 속에서 과증식한 장내 세균이 간에 나쁜 영향을 미쳤을 것으로 생각되고 있다. 즉, 장내 세균의 증식으로 인해 생산된 내독소(endotoxin)가 지방간염, 다시 말해 간세포 괴사와 간섬유화를 일으키고 그 진행을 촉진하는 것으로 보고되고 있다.

4) 비경구적 고영양 주입요법

최근 들어 비경구적 고영양 주입요법(total parenteral nutrition, TPN)의 시행 방법이 획기적으로 개선되어 TPN에 의한 간손상의 빈도가 줄고 있지만, 이론적으로 보면, 비경구적으로만 영양을 공급할 경우 일부 영양소의 결핍이 발생할 개연성이 적지 않다. 경정맥 영양법 또는 고영양법으로 알려져 있는 비경구적 고영양 주입요법은 위장관이 폐쇄되었거나 혹은 경구 식이가 부적절하거나 위험하여 정맥을 통해 단백질, 탄수화물 및 기타 영양소를 고농축 용액으로 공급해주는 치료법이다. 용액을 오염시킬 수 있는 미생물 또는 미립자를 제거하기 위해 특수 필터가 부착된 튜브를 통해서 주입해야 한다. 지방이 부족한 비경구적 고영양 주입요법을 2주일 이상 시행할 경우, 간기능검사상 트란스아미나제치의 상승, 알칼리성 포스파타제치의 상승 및 빌리루빈치의 경미한 상승을 흔히 나타낸다. 기초 식이만 경구적으로 투여한 경우에도 이와 유사한 소견을 보인다. 이러한 환자들에서는 간조직 검사상 지방간의 소견과 함께 문맥주위부 담즙 정체가 관찰된다.

이와 같은 변화는 식이 영양소의 불균형에 기인한 것으로 생각되지만 아직까지 정확한 기전은 밝혀져 있지 않다. 하지만 비록 TPN이 간기능검사상 이상소견을 나타낸다 할지라도, 다른 합병증을 동반하지 않는 한, 지속적으로 간세포 괴사나 간섬유화를 일으키지는 않는 것으로 알려져 있다. 그러므로, 이러한 간기능 장애가 영양요법을 중단해야 하는 이유가 되지는 않는다.

2. 대사 질환과 간

대사 질환이 간에 미치는 영향은 대단히 크다. 또한 대부분의 대사장애들이 간기능 이상을 초래할 수 있다. 대표적으로 구리 대사장애가 원인인 윌슨병, 철 대사장애로 인한 혈색소증 및 헴(heme)의 생합성에 이상이 생겨 발생하는 포르피린증 등은 심각한 간질환을 일으키는 대표적인 질환이다. 이러한 질환에 관해서는 이미 앞 장에서 상세히 기술하였으므로 본 장에서는 기타 대사 질환들 중 비교적 그 빈도가 높아 임상의들이 반드시 기억해야 하는 당뇨병과 갑상선 질환이 간에 미치는 영향 만을 기술하고자 한다.

1) 당뇨병

당뇨병 환자의 경우에는 정상적인 혈당조절에 장애가 생겨 지속적으로 고혈당이 나타나고 이로 인하여 다양한 합병증이 발생하게 된다. 인슐린 분비량이 부족하거나 인슐린의 작용이 비정상적인 인슐린 저항성이 나타나는 것이 주된 발병 원인이다(그림 4.4).

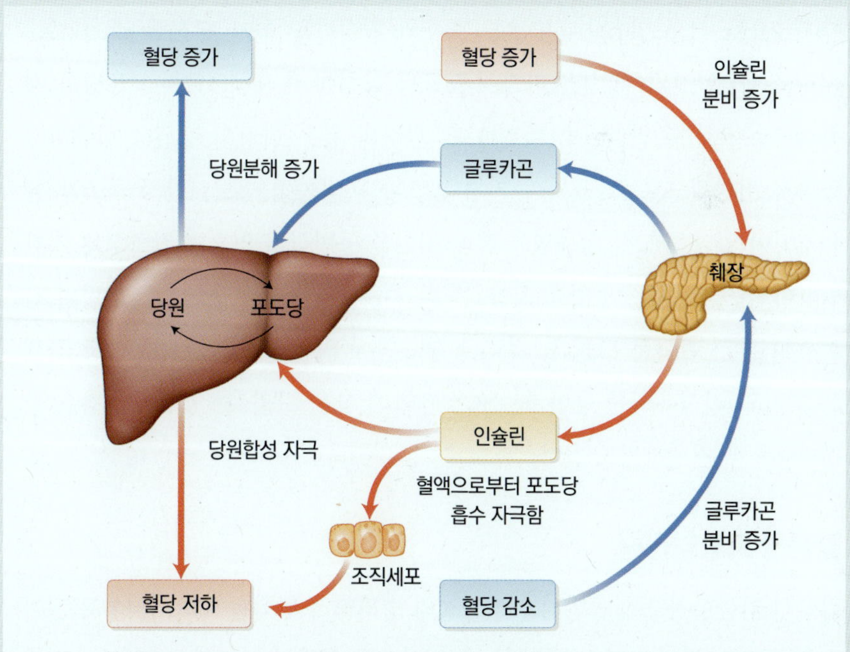

그림 4.4 정상적인 혈당조절

정상적인 혈당조절을 위해서는 인슐린과 글루카곤과 같은 호르몬의 분비 그리고 이들 호르몬들이 정상적으로 작용할 수 있는 환경인 간기능이 필수적이다.

당뇨병은 지방간을 일으키는 주요 원인들 중 하나이다. 대부분의 경우 간 질환으로 인한 특이 증상을 호소하지는 않으나 조절되지 않는 당뇨를 가진 환자들에서는 신체 검사상 간종대가 흔히 관찰된다. 이는 간에 당원이나 지방이 축적되기 때문이다. 이런 환자의 경우 드물게 압통(tenderness)을 호소할 수도 있다. 그러나 잘 조절되는 당뇨병 환자의 경우에는 간종대의 빈도가 매우 낮다. 간기능검사상 트란스아미나제치가 경미하게 상승하고 흔히 감마 글루타밀 트란스펩티다제치의 상승을 동반한다. 또한 혈청 콜레스테롤치와 중성지방치의 상승도 두드러진다. 그러나 대부분의 경우, 혈청 빌리루빈치나 알부민치 등 여타 간기능검사 항목들은 정상이다. 당뇨병이 완전히 조절되면 간종대가 사라지고 간기능검사상 이상소견들도 대부분 정상화된다.

당뇨병 환자는 간내 glucose-6-phosphatase 효소의 활성도가 높다. 또한 fructose-1,6-diphosphatase 효소의 활성도도 높아 당신생(gluconeogenesis)이 항진되어 있다. 따라서 포도당 합성이 촉진됨으로써 포도당을 계속 혈액으로 방출한다. 제1형 당뇨병 환자의 간은 다량의 당원을 함유하고 있어서 전반적으로 그 크기가 커져 있으나 조직학적으로는 간의 구조가 잘 유지되어 있다. 제2형 당뇨병은 흔히 비만을 동반하고 있으며 간조직내 지방 침착이 두드러진다. 이 경우 지방침착은 주로 소엽내 제1구역에 나타나며 간섬유화 같은 변화는 드물다. 그러나 당뇨병에 의한 지방간의 경우에도 간세포 괴사와 간섬유화를 동반하는 지방간염 양상을 보일 수 있고, 이 경우 간경변증으로 진행하기도 한다.

2) 갑상선 기능항진증

갑상선 기능항진증에 동반되는 간조직의 병리학적 변화는 비특이적이고 경미한 것으로 알려져 있다. 부검 예들을 대상으로 연구한 간조직의 변화는 그 빈도가 흔하고 그 정도도 심한 것으로 보고되어 있으나, 이는 대상 예들이 치명적인 사례들이고 심부전증이나 다양한 감염증을 동반한 사례들이 많이 포함되어 있어서 갑상선 호르몬 그 자체에 의한 변화로 보기 힘들다. 갑상선 기능항진증 환자의 간은 조직학적으로 간세포 핵이나 세포질의 공포화(vacuolization), 핵변형, 지방침착, 단핵구 침윤, 문맥내 결체조직의 증가 혹은 중심정맥 확장 등 비특이적 소견을 보인다. 전자현미경 소견 역시 미토콘드리아 수와 크기가 증가하고 활성 형질세망이 확장되고 그 수가 증가하며 세포질내 당원이 감소하는 등 비특이적인 것으로 알려져 있다.

간조직에 이러한 병리학적 변화를 유발하는 데에는 여러 기전들이 복합적으로 작용할 것으로 생각되고 있다. 즉, 간혈류의 상대적 결핍으로 인한 저산소증, 영양결핍, 갑상선 호르몬의 직접 혹은 간접적인 영향, 갑상선 기능항진증에 흔히 동반되는 심부전증, 쇼크 혹은 감염증 등에 의한 간세포 손상 등이 모두 간의 구조적 및 기능적 장애를 초래할 수 있을 것으로 생각된다. 그러나 갑상선 기능항진증 자체로 인한 간세포 손상은 주로 상대적인 저산소증에 의한 간세포 특히 중심정맥주위부 간세포의 손상에 기인할 것으로 생각된다.

갑상선 기능항진증 환자에서는 드물지 않게 간기능검사상 이상소견이 나타난다. 즉, 혈청 빌리루빈치의 상승, 혈청 단백질치 및 알부민치의 감소, 프로트롬빈 시간의 연장, 혈청 콜레스테롤치의 감소, 혈청 트란스아미나제치 및 알칼리성 포스파타제치의 상승 등이 관찰된다. 그러나 이러한 변화들은 대부분 경미하고 갑상선 질환을 치료하면 곧바로 정상화된다. 한편, 임상적으로는 이러한 변화가 갑상선 기능항진증 자체에 의한 것인지 혹은 동반된 합병증에 의한 것인지를 구분할 필요가 있다. 더욱이 우리나라와 같이 바이러스성 간염이 흔한 지역에서는 갑상선 기능항진증 환자들이 간염바이러스를 동시에 보유하고 있을 수 있으므로, 이 경우에 간기능 이상이 간염바이러스에 의한 것인지 혹은 갑상선 기능항진증에 기인한 것인지를 감별하는 일은 임상적으로 매우 중요하다.

이런 임상 상황에서 우리가 지금부터 수련할 간기능검사 판독기술은 두 가지 원인을 감별하는 데 결정적인 역할을 할 수 있다. 간기능검사를 세심하게 분석하여 좀 더 많은 정보를 얻어낼 수 있는 능력을 갖춘다면 말이다. 이 얼마나 탐나는 임상기술인가?

3. 면역 질환과 간

면역 질환을 가지고 있는 환자에서 경미한 간기능 이상 혹은 간이나 비장종대를 발견하는 일은 드물지 않다. 그러나 이런 경우라 할지라도, 면역 질환이 직접 간기능검사상 이상소견을 유발한 사례보다 이차적 반응이나 변화로 인해 이상소견이 나타난 사례가 상대적으로 흔하다. 간기능검사상 혈청 글로불린치의 상승과 함께 경미한 알부민치의 감소를 보인다. 드물게 혈청 트란스아미나제치 및 알칼리성 포스파타제치의 상승을 보이기도 한다.

1) 결절성 다발동맥염

결절성 다발동맥염(polyarteritis nodosa) 환자에서는 간세동맥(hepatic arteriole) 혈전증(thrombosis)이 나타나기도 하고 간동맥 조영술에 의해 간동맥류가 발견되기도 한다. 결절성 재생성 과증식증(nodular regenerative hyperplasia)이 동반되는 경우도 있다.

B형 간염바이러스는 면역 복합체 형성을 통해 다발성 동맥염을 일으킬 수 있다. 그러므로 다발성 동맥염이 진단된 경우, 우리나라와 같이 B형 간염바이러스의 유병율이 높은 지역에서는 이러한 관련성을 우선적으로 고려하여야 한다.

2) 류마토이드 관절염

류마토이드 관절염(rheumatoid arthritis) 환자에서는 종종 간종대가 나타나고, 조직학적으로 쿠퍼세포 증식, 간내 지방침착 혹은 국소성 간세포 괴사가 관찰된다(그림 4.5). 혹은 아밀로이드증이 동반되어 간조직내 아밀로이드 침착을 보이는 경우도 있다. 간기능검사상 혈청 알칼리성 포스파타제치의 상승을 보이기도 한다.

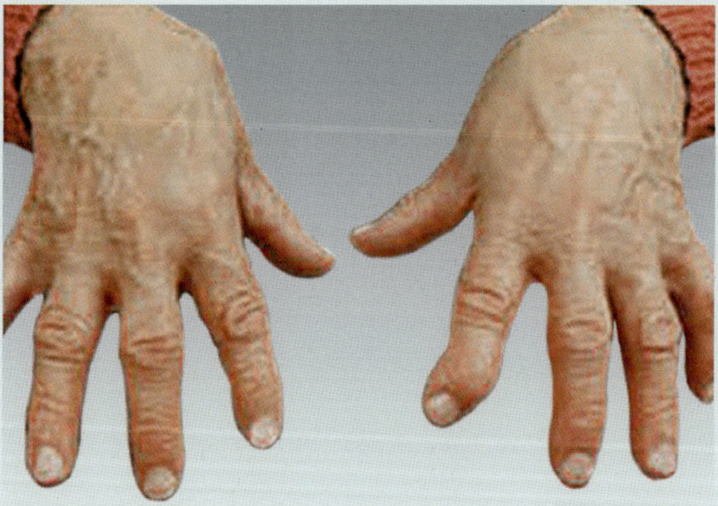

그림 4.5 류마토이드 관절염

류마토이드 관절염 환자들에서는 종종 간종대가 나타나고, 조직학적으로 쿠퍼세포 증식, 간내 지방 침착 혹은 국소성 간세포 괴사가 관찰된다.

3) 펠티 증후군

펠티(Felty) 증후군 환자는 임상적으로 문맥압 항진증과 정맥류 출혈을 나타내며 간조직검사상 림프구의 동양구조(sinusoid)내 침윤과 결절성 재생성 과증식증의 소견을 보인다. 그러나 간세포 괴사나 간섬유화를 동반하지 않는다(개요 **4.1**).

개요 **4.1**

펠티증후군(Felty syndrome) : SANTA

1. 비장종대(Splenomegaly)
2. 빈혈(Anemia)
3. 호중구 감소증(Neutropenia)
4. 혈소판 감소증(Thrombocytopenia)
5. 관절염(Arthritis)

4) 복합 한성 글로불린혈증

복합 한성 글로불린혈증(mixed cryoglobulinemia) 환자의 임상상은 매우 다양하다. 간과 관련하여 특이한 증상이나 징후를 보이지 않는 경우도 있고 간종대와 혈청 간효소치의 상승을 보이기도 한다. 조직학적으로도 경미한 비특이적 소견에서부터 만성간염이나 간경변증에 이르기까지 다양한 소견을 나타낸다. 또한 바이러스성 간염 혹은 원발성 담즙성 간경변증 환자의 다수에서 한성 글로불린혈증이 동반되므로 그 관련성을 반드시 염두에 둘 필요가 있다(그림 4.6).

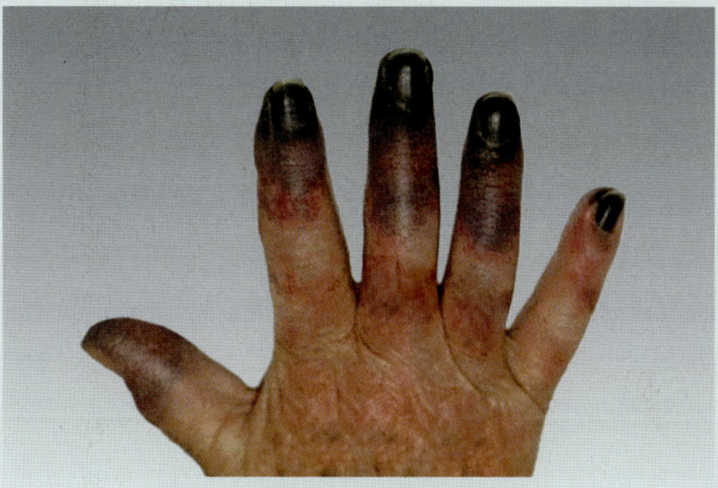

그림 4.6 복합 한성 글로불린혈증 환자의 피부 소견
추위에 노출된 후 미세혈관의 혈관염이 흔히 발생하며 특히 손발의 말초 부위에 변색과 부종이 나타난다.

5) 전신성 홍반성 루푸스

전신성 홍반성 루푸스(systemic lupus erythematosus, SLE) 환자에서는 간과 관련된 징후 없이 단순히 간기능검사상 간효소치의 상승을 보이는 경우가 드물지 않다(그림 4.7). 루푸스 환자에서 혈청 빌리루빈치가 상승하기도 하는데 이는 대부분 용혈에 의한 것이지 간기능 장애에 의한 것은 아니다. 대부분 환자들은 간조직 생검상 이상소견을 보이지 않으나 드물게 만성간염의 소견을 나타내기도 한다. 이 질환을 가진 환자의 혈액에서 루푸스 항응고인자(lupus anticoagulant)가 검출되는 경우, 혈액 응고로 인하여 간정맥 혹은 대정맥 혈전증을 일으켜 버드-키아리 증후군을 유발하기도 한다.

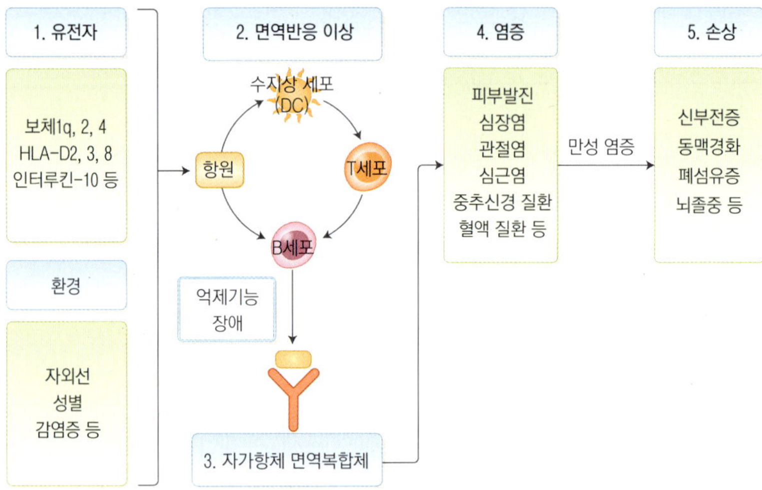

그림 4.7 전신성 홍반성 루프스의 발생 기전

전신성 홍반성 루프스는 면역반응 이상으로 인해 피부, 신장, 관절, 중추신경, 혈액, 심막, 늑막 등에 염증을 일으킨다. 루프스 환자에서 종종 간기능 이상의 소견이 발견되기도 한다.

6) 아밀로이드증

인체의 여러 장기에 아밀로이드가 침착되는 전신 질환인 아밀로이드증은 흔히 간을 침범한다(그림 4.8). 간에 미만성(diffuse) 침윤성(infiltrative) 병변을 나타내기 때문에 간기능검사상 알칼리성 포스파타제치 및 감마 글루타밀 트란스펩티다제치의 상승이 두드러지나 트란스아미나제치의 상승은 동반되지 않거나 경미하다. 약 5%의 환자에서 황달이 나타나지만 간부전증이나 문맥압 항진증을 동반하는 사례는 흔치 않다. 신체 검사상 흔히 간비종대를 보이지만 압통은 동반하지 않는다. 드물게 담즙정체를 보일 수도 있는데, 이는 간내 아밀로이드의 침착이 매우 심해 담즙의 원활한 흐름을 방해하기 때문이다. 따라서 이런 환자의 예후는 매우 불량하다. 흔히 신장질환, 즉 단백뇨나

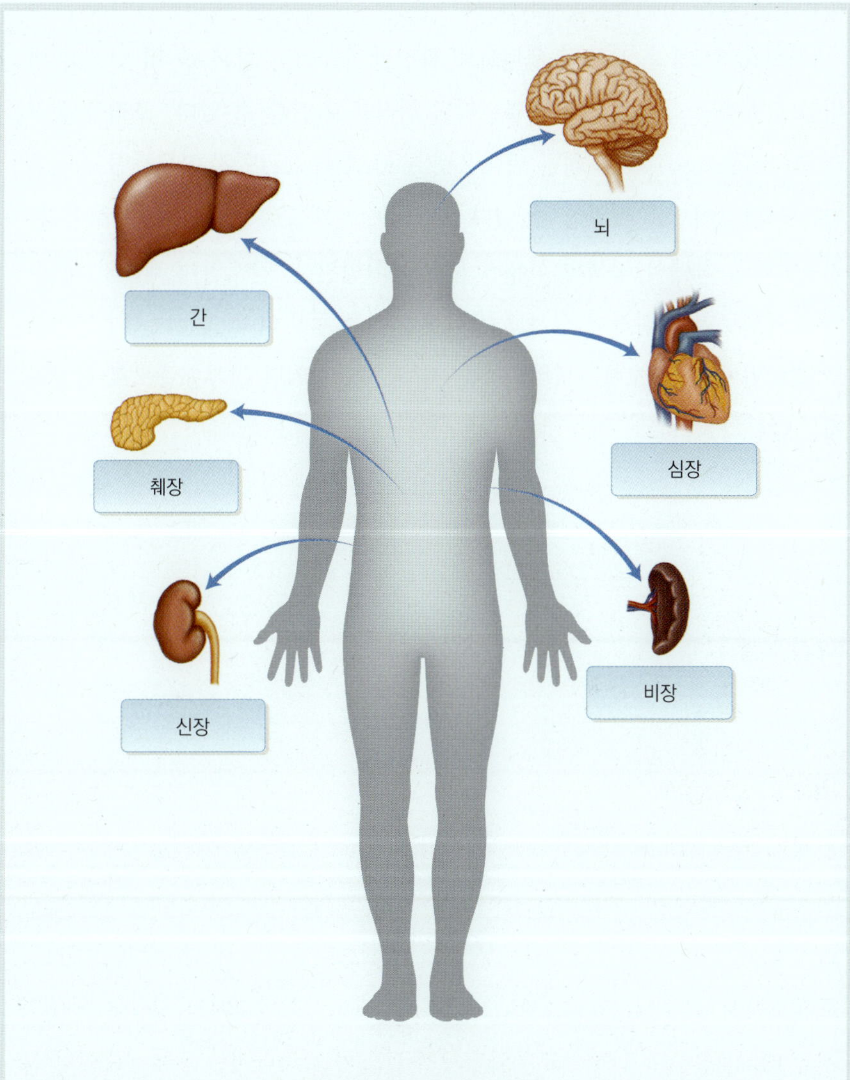

그림 4.8 아밀로이드증

아밀로이드증 환자에서 간 침범은 드물지 않다. 간에 미만성 침윤성 병변을 나타내기 때문에 간기능검사상 알칼리성 포스파타제치 및 감마 글루타밀 트란스펩티다제치의 상승이 두드러지나 트란스아미나제치의 상승은 동반되지 않거나 경미하다.

신증후군 혹은 신부전증을 동반한다.

아밀로이드증은 간조직 생검으로 확진할 수 있다. 물론 좀 더 안전한 방법인 직장점막 생검으로도 아밀로이드 침착을 확인할 수 있다. 조직을 콩고 레드(Congo red) 혹은 메틸 바이올렛(methyl violet)으로 염색하면 적색을 띠는 아밀로이드를 확인할 수 있다. 또한 콩고 레드로 염색된 아밀로이드는 편광현미경 하에서 녹색의 섬유질 물질로 확인된다. 간소엽내 제1 및 제2구역에 아밀로이드 침착이 심하고 간세포 괴사는 동반하지 않는다. 이 질환으로 진단된 환자는 보통 진단 후 수년 내에 사망하지만 간부전증으로 사망하지는 않는다.

5

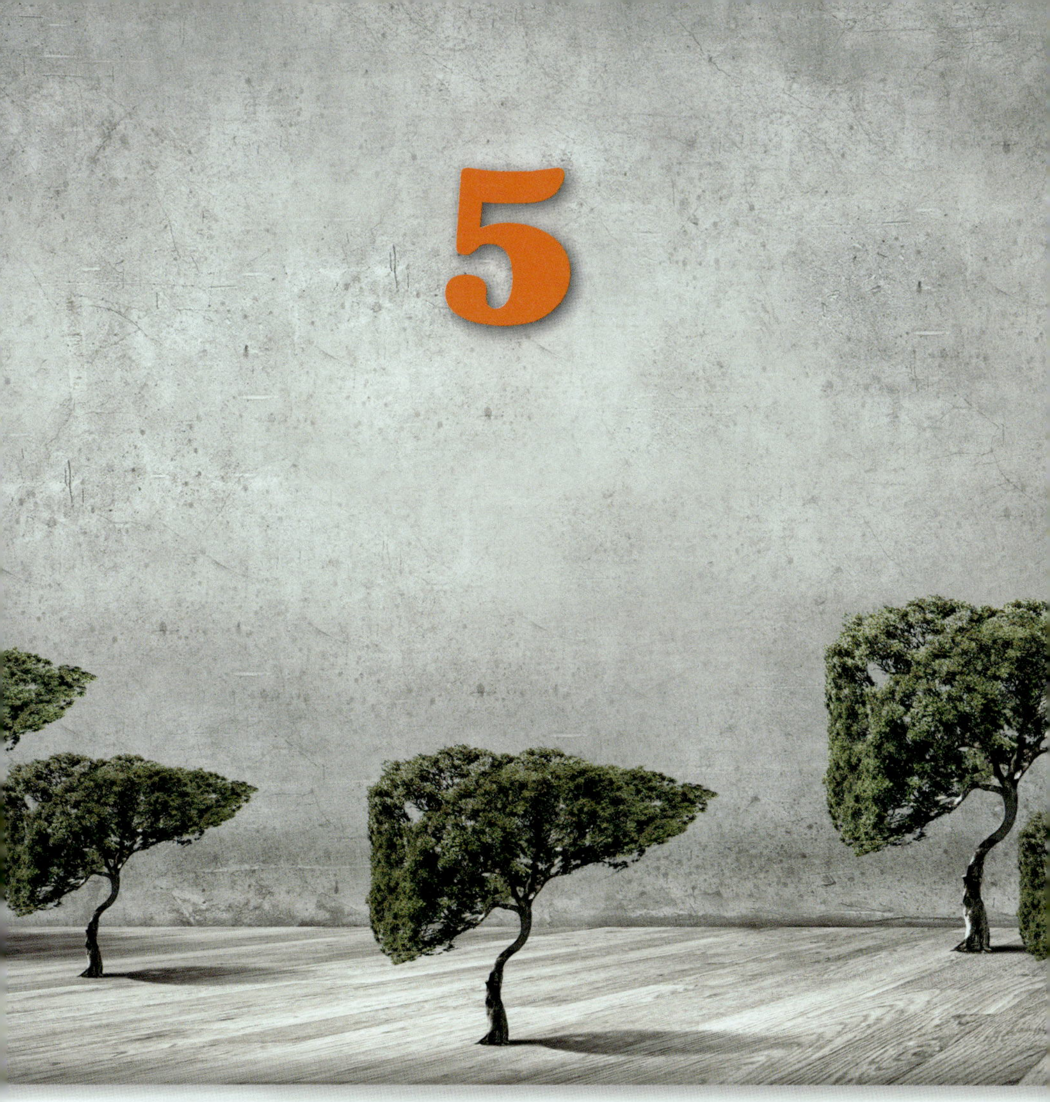

간기능을 검사하는 방법

특별한 질병을 가지고 있지 않은 일반인들을 대상으로 건강검진이 흔하게 행해지는 요즘에는 간기능검사에 대한 관심이 점점 더 커져가고 있다. 간단하게 검사할 수 있고 검사비도 매우 저렴하여 간기능검사가 모든 건강검진에 포함되어 있기도 하거니와, 간기능검사가 간의 기능뿐만 아니라 다른 장기의 기능이나 전반적인 건강상태를 파악하는 데 중요한 지표로 이용될 수도 있기 때문이다.

전통적인 간기능검사는 몇 가지 항목에 대해 간단히 검사한 후 그 결과를 단순히 숫자나 기호로 표시해서 알려준다. 그 의미가 무엇인지 모르는 사람들이 간기능검사 결과지를 받아보면 그저 글씨와 숫자가 빼곡하게 적힌 종이 쪽지에 불과할 수 있다. 그러나 간기능검사 결과를 제대로 분석할 수 있는 능력을 가지고 있는 사람들의 눈으로 보면, 간기능검사는 무엇과도 바꿀 수 없는 귀한 보물이다. 검사 결과에 대한 분석을 통해 수없이 많은 정보를 얻어낼 수 있기 때문이다. 그러므로 환자의 진료를 담당하는 의료진은 물론이고 정기적으로 간기능검사를 받는 환자들 그리고 간기능검사 결과에 대해 많은 궁금증을 가졌던 사람들 모두 간기능검사에 대한 이해도를 높일 필요가 있다. 즉, 간기능검사를 적절하고 효율적으로 이용할 수 있는 능력을 키우는 일이 매우 중요하다.

간기능검사의 결과로 주어진 자료에서 보다 정확하고 풍부한 정보를 얻어내기 위해서는 무엇보다 간기능검사에 포함된 다양한 항목들에 대한 심도 있는 이해가 선행되어야 할 것이다(그림 5.1).

소위 '간기능검사'는 앞 장에서 기술한 간의 기능 모두를 빠짐없이 검사할 수 있는 방법은 아니다. 그리고 간의 기능은 물론 간세포 괴사의 정도와 담즙정체에 관한 정보도 함께 얻을 수 있다는 점에서 문자 그대로 '간기능'만을 검사하는 방법은 아닌 셈이다.

간기능검사는 주로 간세포의 제거 및 배설능력 그리고 합성능력을 평가

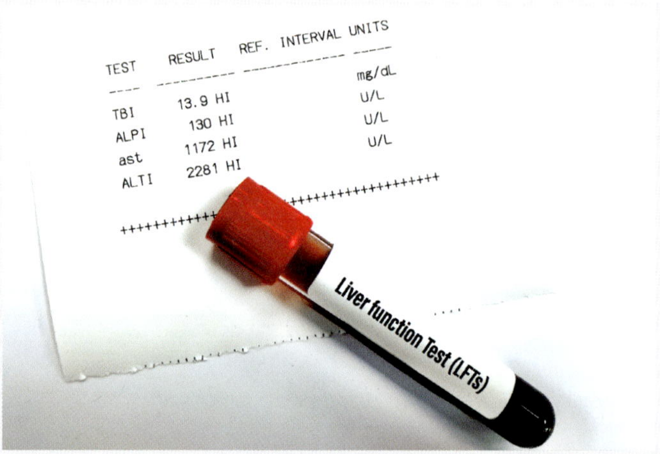

그림 5.1 간기능검사

간기능검사는 간의 기능뿐만 아니라 다른 장기의 기능이나 일반적인 건강상태를 알 수 있는 중요한 지표로도 이용될 수 있다.

함은 물론 간세포 괴사와 담즙정체의 유무와 정도를 측정한다. 그러므로 간기능검사 결과를 이해하고 해석함에 있어서 이 네 가지 주요 범주를 구분하여 평가하는 습관은 매우 중요하다(개요 **5.1**). 그 이유와 방법에 관해서는 다음에 자세히 기술하기로 한다.

개요 **5.1**

간기능검사의 구성

1. 제거 및 배설능력(Excretory Function)
2. 간세포 괴사(Hepatocellular Necrosis)
3. 담즙정체(Cholestasis)
4. 합성능력(Synthetic Function)
5. 기타

간기능검사 방법은 매우 다양하다. 혈액검사, 소변검사, 대변검사와 같이 검체를 얻기 쉽고 검사 방법도 간단하며 시간이 적게 드는 검사가 있는가 하면, 비용이 많이 들고 방법이 복잡하며 최신 검사장비를 사용해야 하는 검사도 있다. 그러나 이 책의 목적이 간단한 검사를 이용하여 보다 정확하고 풍부한 정보를 얻을 수 있는 능력을 배양하도록 하는 데 있기 때문에, 가능하면 손쉽게 얻을 수 있는 검체를 이용하여 간단하게 검사할 수 있는 항목들을 효율적으로 이용할 수 있는 방법을 소개하는 데 초점을 맞추고자 한다.

이제 간기능검사의 구체적인 항목들에 대해 좀 더 자세히 고찰해보기로 하자.

우선 지금까지 연구되고 시행되어온 검사항목들을 총괄적으로 설명하고자 한다. 그리고 다음 단계로, 임상적으로 편리하게 이용할 수 있는 간기능검사 항목들을 취사선택하고자 한다. 그런 연후에, 가능한 한 손쉽게 얻을 수 있는 검체를 이용하여 이들 항목을 검사하고 그 결과를 분석함으로써 좀 더 정확하고 풍부한 정보를 얻어내기 위한 훈련을 함께 해나가기로 하자.

1. 제거 및 배설능력에 대한 검사

간세포의 기능 중에서 매우 중요한 부분을 차지하는 것이 제거, 해독 및 배설능력이다. 이 능력을 파악할 수 있도록 도와주는 간기능검사 항목은 혈청 빌리루빈, 소변 빌리루빈, 소변 우로빌리노겐 그리고 대변색의 변화 등이다. 간의 제거 및 배설 능력은 간세포 손상의 정도가 비교적 경미한 시기부터 이상소견을 나타내기 때문에, 이 범주의 검사 결과를 세밀하게 분석하면 간손상을 일으키는 질병의 초기에 진단의 단서를 발견할 수 있다. 특히 간기능검사를 시행할 때 간과하기 쉬운 소변 빌리루빈이나 소변 우로빌리노겐 그리고 대변색의 변화 등은 간손상의 초기에 많은 정보를 제공하는 검사 항목들이다. 그러므로 이러한 검사 항목들을 꼼꼼히 분석하여 이상소견을 놓치지 않고 확인함으로써 간질환의 초기에 이를 진단하고 진행을 예방하는 일은 임상의사로서 갖추어야 할 매우 귀중한 임상기술이다.

시행 방법이 번거롭지만 비교적 정확하게 간세포의 제거 및 배설능력을 반영하는 검사법으로 혈청 담즙산, 브롬설팔레인 제거능, 인도사이아닌 그린 제거능, 이미노피린 호흡검사법 그리고 유당 제거능 등이 있다. 이와 같은 검사법들은, 검사 방법이 비교적 복잡하기 때문에 임상에서는 필요에 따라 선별적으로 사용되고 있다. 그러나 이들 검사법의 검사 방법과 장단점에 대해 심도 있게 고찰하는 일은 임상의사들로 하여금 간의 제거 및 배설능력에 대해 좀 더 깊이 이해할 수 있게 하고 임상적으로 간기능검사를 폭넓게 적용할 수 있도록 도와줄 수 있을 것이다(개요 **5.2**).

개요 **5.2**

제거 및 배설능력에 대한 검사

1. 담즙 색소(bile pigments)
    - 혈청 빌리루빈(serum bilirubin)
    - 소변 빌리루빈(urine bilirubin)
    - 소변 우로빌리노겐(urine urobilinogen)
2. 혈청 담즙산(serum bile acid)
3. 브롬설팔레인 제거능[bromsulphalein(BSP) retention test]
4. 인도사이아닌 그린 제거능[indocyanine green(ICG) clearance test]
5. 아미노피린 호흡검사법(aminopyrine breath test)
6. 유당 제거능(lactose clearance test)

1) 담즙 색소

(1) 혈청 빌리루빈

인체에 존재하는 대부분의 빌리루빈은 파괴된 적혈구 속에 있던 혈색소(hemoglobin)로부터 생성된다. 즉, 70% 내지 80%의 빌리루빈이 적혈구 속 혈색소로부터 유리된 헴(heme)이 간이나 비장 등 망상내피계에서 대사되어 분해될 때 생성된다. 그리고 나머지는 골수 속에 있는 적혈구계 세포들이나 시토크롬(cytochrome) p-450 등 간내 철분함유 효소들로부터 생성된다(그림 5.2).

이렇게 생성된 빌리루빈은 물에 녹지 않는다. 즉, 불용성 빌리루빈 상태이다. 이 상태를 우리는 간접형 혹은 비접합형 빌리루빈이라 부른다. 불용성인 간접형 빌리루빈이 혈액을 통해 운반되기 위해서는 수용성 형태로 변해야 한다. 즉, 운반되기 전에 혈액 속에서 알부민과 가역적으로 결합한다. 그런

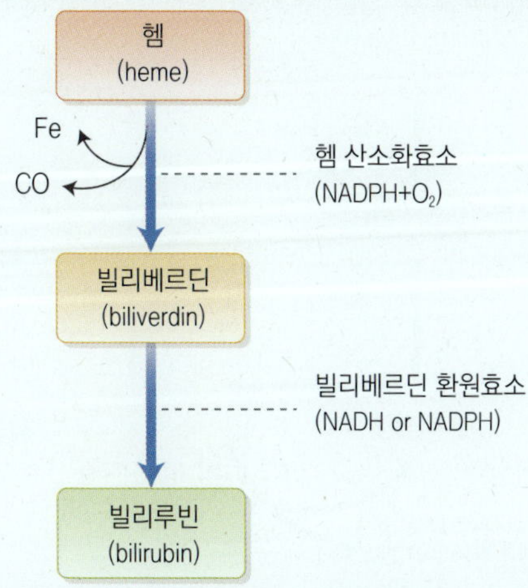

그림 5.2 빌리루빈의 주된 생성과정

인체에 존재하는 대부분의 빌리루빈은 파괴된 적혈구 속에 있는 혈색소로부터 생성된다.

이후에야 비로소 혈액을 통해 간으로 운반될 수 있다.

간에 도달한 빌리루빈은 간접 확산(passive diffusion) 기전을 통해 간세포 속으로 이동한다(흡수, uptake). 간세포 속으로 이동한 빌리루빈은 운반(transport), 접합(conjugation) 그리고 배설(excretion)의 단계를 거친다. 일단, 예전에 Y단백질로 불리었던 리간딘(ligandin)과 결합하여 형질내 세망(endoplasmic reticulum)으로 운반된다. 여기서 빌리루빈은 글루쿠론산(glucuronic acid)과 접합함으로서 수용성으로 변한다. 이 상태의 빌리루빈을 우리는 직접형 혹은 접합형 빌리루빈이라 부른다. 접합형 빌리루빈은 담즙 세관(bile canaliculi)을 통해 담관으로 배설된다(그림 5.3).

장관(intestine)으로 배설된 접합형 빌리루빈은 장내 세균이 함유하고 있는 베타 글루쿠로니다제(β-glucuronidase)에 의해 비접합형 빌리루빈으로 변하며, 이는 다시 장내 세균에 의해 우로빌리노겐(urobilinogen)으로 환원

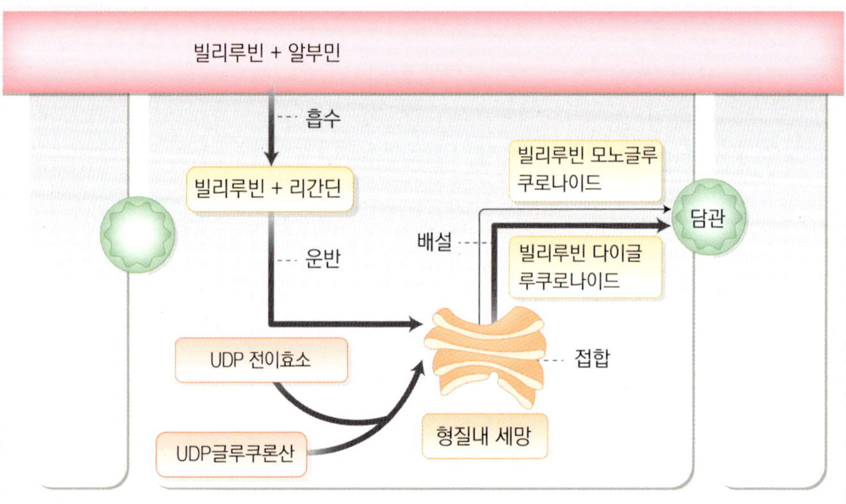

그림 5.3 빌리루빈 대사와 배설과정
빌리루빈은 간세포에서 흡수, 운반, 접합 그리고 배설의 단계를 거쳐 담도를 통해 배설된다.

된다. 이들은 대부분 우로빌리노겐 혹은 우로빌린(urobilin) 형태로 대변을 통해 배설되지만 10% 내지 20%는 다시 흡수되어 문맥으로 들어간다. 이 가운데 일부는 간세포로 흡수되지 못하여 신장을 통해 소변으로 배설된다.

병원 검사실에서 혈청 빌리루빈은 반덴베르흐(van den Bergh) 반응법으로 측정한다. 메타놀 같은 가속물질 없이 검사하여 측정한 빌리루빈을 직접형 빌리루빈이라 하고, 이는 혈청 속의 접합형 빌리루빈 농도를 반영한다. 전체 혈청 빌리루빈은 메타놀 등 가속물질을 첨가하고 30분 후에 측정하며, 전체 혈청 빌리루빈치에서 직접형 빌리루빈치를 빼면 간접형, 즉 비접합형 빌리루빈치가 된다. 정상인의 혈청 전체 빌리루빈치는 1.2mg/dL 미만이고, 이 중 30% 정도가 접합형이다.

요즈음에는 고성능 액체 크로마토그래피(liquid chromatography) 같은 검사법을 이용하여 빌리루빈의 여러 가지 구성 성분들을 좀 더 정확하게 측정할 수 있다(그림 5.4). 그럼에도 불구하고 임상적으로 이 방법을 이용하는 경우는 흔하지 않다. 하지만 이 검사법이 임상적으로 유용한 경우도 없지 않다. 이 검사법을 효과적으로 이용할 수 있는 경우들 중 중요한 한 가지는 혈청내 알부민결합형 빌리루빈의 측정이다.

알부민결합형 빌리루빈은 비접합형 빌리루빈이 혈청 알부민과 공유결합한 형태로서 반덴베르흐 반응법으로 검사하면 직접반응으로 검출되는 형태이다. 즉, 비접합형 빌리루빈이지만 통상의 검사실 검사에서 접합형 빌리루빈으로 해석될 여지가 크다. 그런데 혈청내 알부민결합형 빌리루빈은 담즙정체나 기타 간담도 질환에서 매우 중요한 의미를 갖는 물질이다. 간세포에서 접합형 빌리루빈의 배설이 원활치 않아 장기간 지속적으로 고빌리루빈혈증이 나타난 경우 혈청에서 알부민결합형 빌리루빈이 생성된다. 이런 상황에서는 빌리루빈이 알부민과 강하게 결합하기 때문에 혈청 알부민이 사라질 때

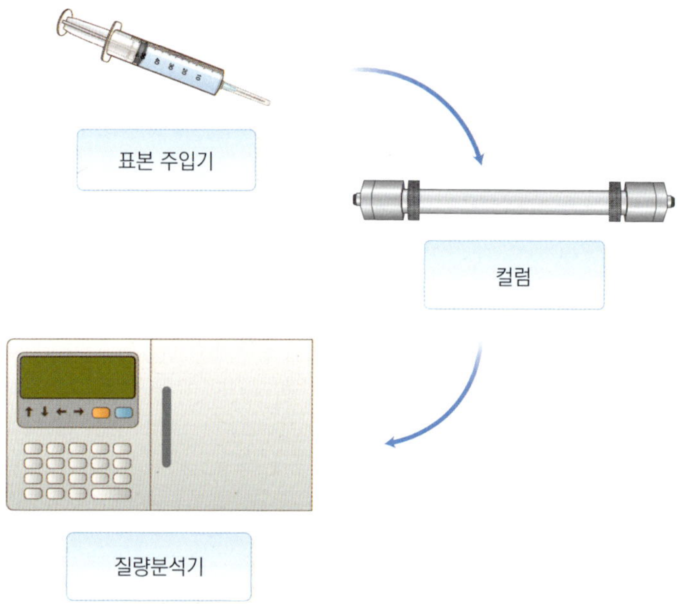

그림 5.4 액체 크로마토그래피

액체 크로마토그래피는 미세량 존재하는 물질들의 성분까지 정확하게 분석할 수 있는 검사 방법으로서, 빌리루빈의 세부적 분석에 이용할 수 있으나 임상적으로 이 방법을 이용하는 경우는 흔하지 않다.

까지 혈청내 빌리루빈은 제거되지 않는다. 즉, 빌리루빈이 혈액으로부터 제거되는 데 시간이 많이 소요된다. 다시 말해, 일반적으로 혈청내 빌리루빈이 제거되는 반감기가 4시간인데 반해 알부민결합형 빌리루빈의 반감기는 12일 내지 14일에 이른다. 그러므로 접합형 고빌리루빈혈증 환자들의 일부에서 회복기에 고빌리루빈혈증이 남아있음에도 불구하고 소변내 빌리루빈이 검출되지 않는 것과 예상보다 혈청 빌리루빈치의 감소 속도가 늦는 것은 모두 이 시기에 혈청에 존재하는 빌리루빈이 알부민결합형 빌리루빈이기 때문이다.

간기능검사상 혈청 빌리루빈치가 상승한 경우에는 (1) 빌리루빈의 생성 속도가 빠르거나 (2) 간세포의 빌리루빈 흡수, 접합 혹은 배설 기능이 비정상이거나 (3) 담도가 폐쇄되었거나 혹은 (4) 파괴된 간세포 혹은 담도로부터 빌리루빈이 혈액으로 역류한 경우 등을 감별해야 한다. 이들 중 빌리루빈의 생성 속도가 빠르거나 간의 흡수 및 접합 능력이 감소하면 특히 혈청내 간접형 빌리루빈이 증가하고, 간세포의 배설 기능이 저하되거나 담도가 폐쇄 혹은 파괴되면 혈청내 직접형 빌리루빈의 증가가 두드러질 것이다(개요 **5.3**).

개요 **5.3**

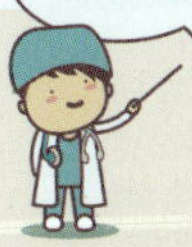

혈청 빌리루빈치가 상승하는 경우

1. **간접형 빌리루빈(indirect, unconjugated form)**
   - 빠른 빌리루빈 생성 속도
   - 간세포의 흡수(uptake) 혹은 접합(conjugation) 기능 이상
2. **직접형 빌리루빈(direct, conjugated form)**
   - 간세포의 배설(excretion) 기능 이상
   - 담도 폐쇄(bile duct obstruction)
   - 간세포나 담도로부터 빌리루빈 역류(reflux)

(2) 소변 빌리루빈

소변에서 빌리루빈이 검출되면 일단 간담도 질환이 존재함을 의심해야 한다. 비접합형 빌리루빈은 물에 녹지 않고 상대적으로 분자량이 매우 큰 알부민과 결합하여야만 비로소 혈액을 통해 이동할 수 있다. 그러므로 비접합형 빌리루빈은 콩팥의 신사구체를 통과할 수 없으며 소변을 통해 배설되지 못한다.

따라서 소변에서 검출되는 빌리루빈은 모두 접합형 빌리루빈이다. 즉, 간담도 질환이 있어 접합형 빌리루빈이 혈액으로 유리된 경우에만 소변에서 빌리루빈이 검출될 수 있다. 혈청 빌리루빈을 정밀하게 분석해 보면(반덴베르흐 반응에 의한 검사가 아니라), 정상인의 경우 혈청에 존재하는 빌리루빈은 모두 비접합형이기 때문에 소변 빌리루빈은 검출되지 않는다. 다시 말해, 간담도 질환이 있는 환자의 경우에만 혈청에 접합형 빌리루빈이 존재하고 소변 빌리루빈이 검출될 수 있다. 그러므로 일단 소변에서 빌리루빈이 검출되었다면 간담도 질환을 가진 환자라고 할 수 있다.

소변 빌리루빈은 혈청 빌리루빈치가 정상인 경우에도 검출될 수 있어 간담도질환을 초기에 진단할 수 있는 검사법으로 사용될 수 있다. 또한 앞에서 언급한 바와 같이, 혈청 빌리루빈치가 장기간 상승했던 환자들의 일부에서 그 값이 정상화하기 이전에 소변에서 빌리루빈이 먼저 검출되지 않을 수 있다(일반적으로 고빌리루빈혈증 환자에서는 회복기에 혈청 빌리루빈치가 먼저 정상화하고 다음으로 소변 빌리루빈이 불검출된다). 이는 혈청에 남아있는 빌리루빈이 모두 알부민결합형 빌리루빈이기 때문이다(개요 **5.4**).

개요 **5.4**

소변 빌리루빈

1. 접합형(conjugated) 빌리루빈만 소변으로 배설
2. 일단 검출되면 간담도 질환 의심
3. 간담도 질환을 초기에 진단할 수 있는 검사법
4. 알부민결합형 빌리루빈: 소변내 검출 불가능

(3) 소변 우로빌리노겐

소변 우로빌리노겐(urobilinogen; 우로빌리노겐은 빌리루빈의 환원 과정에서 생성된 무색 부산물이다. 우로빌리노겐은 빌리루빈에 대한 세균의 작용에 의해 장에서 생성된다. 생성된 우로빌리노겐의 일부가 다시 흡수되어 간문맥을 경유해 간으로 운반된다)은 장관(intestine)에서 재흡수한 우로빌리노겐을 간세포를 통해 모두 배설할 수 없는 상태가 되었을 경우 그 검출량이 증가하게 된다(그림 5.5).

따라서 소변 우로빌리노겐은 다른 간기능검사 항목들이 정상인 경우에도

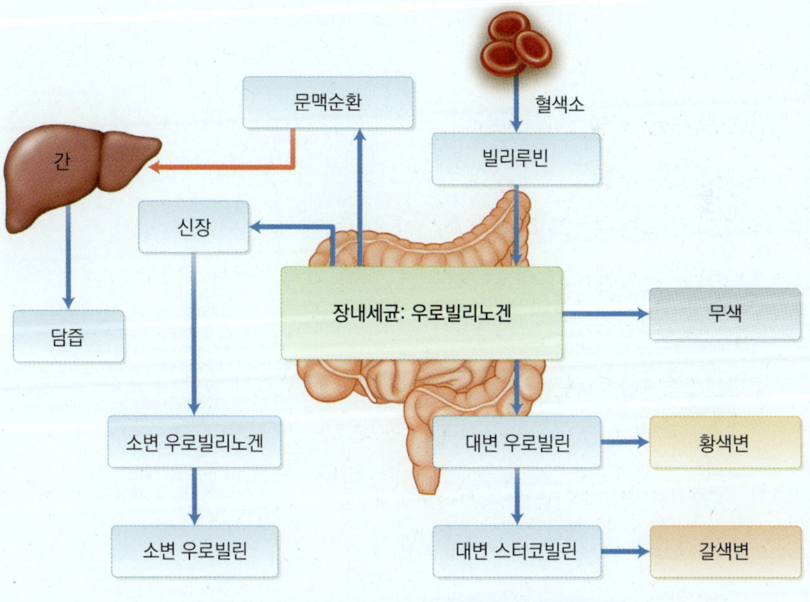

그림 5.5 우로빌리노겐의 생성과 배설과정
우로빌리노겐은 빌리루빈에 대한 세균의 작용에 의해 장에서 생성된다. 생성된 우로빌리노겐의 일부는 다시 흡수되어 간문맥을 경유해 간으로 운반되며 그 가운데 일부는 전신순환계를 통해 콩팥으로 배설된다.

검출될 수 있기 때문에, 간세포의 기능장애를 초기에 진단할 수 있는 유용한 검사 항목이다. 알코올성 간손상, 대상성 간경변증 혹은 간의 악성 종양 환자에서도 이용할 수 있으며, 발열에 의한 경미한 간기능장애, 순환장애, 용혈성 질환이 있는 경우에도 임상적으로 유용하다.

급성 바이러스성 간염 환자에서 초기에 소변 우로빌리노겐이 검출되는 것은 간세포의 배설 기능에 장애가 있음을 의미한다. 한편, 황달이 최고조에 달했을 때에는 빌리루빈이 간에서 거의 배설되지 않기 때문에 장관에서 우로빌리노겐이 생성되지 않고 그 결과로 소변 우로빌리노겐도 검출되지 않는다. 그러나 회복기가 시작되면 다시 간세포에서 담도로 빌리루빈을 배설하기 때문에 우로빌리노겐이 소변에서 다시 검출되기 시작한다. 그리고 간세포의 기능이 완전히 회복되면 소변을 통한 우로빌리노겐의 배설은 없어지거나 미미해진다(개요 **5.5**).

담즙정체성 황달이 있는 환자의 소변에서는 우로빌리노겐이 검출되지 않는다. 또한 악성 종양에 의해 담도가 완전히 막힌 경우에도 소변 우로빌리노겐이 검출되지 않는다. 그러나 담석이나 담도 협착에 의해 담도가 부분적으로 폐쇄되었을 경우에는 소변 우로빌리노겐이 간헐적으로 검출된다.

개요 **5.5**

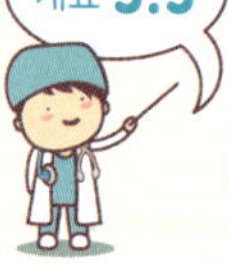

소변 우로빌리노겐

1. 간세포 손상의 초기에 검출량 증가
2. 황달이 최고조일 때 검출되지 않음
3. 회복기에 재검출
4. 완전히 회복되면 검출되지 않거나 미량 검출

2) 혈청 담즙산

일차 담즙산인 콜산(cholic acid)과 케노데옥시콜산(chenodeoxycholic acid)은 간세포에서 콜레스테롤로부터 생산되어 글리신 혹은 타우린과 접합한 후 담즙으로 배설된다. 이들 중 80% 내지 90%는 담낭에 저장되고 나머지는 장관으로 배설된다. 식후에 담낭이 수축하면 십이지장으로 담즙산이 배출되며 이들은 다시 장관에서 재흡수된다.

일차 담즙산은 대장내 세균과 접촉하여 7-알파 탈수산화 과정을 거치며 그 결과로 이차 답즙산인 데옥시콜산(deoxycholic acid)과 리토콜산(lithocholic acid)이 생산된다. 삼차 담즙산인 우르소데옥시콜산(ursodeoxycholic acid)은 간에서 이차 담즙산으로부터 만들어진다.

이와 같은 과정을 통해 혈청 담즙산의 농도가 시시각각으로 변하게 되는데, 식후에는 공복 시의 2배 내지 5배까지 그 양이 증가한다(그림 5.6).

혈청 담즙산 농도를 유지하기 위해서는 간혈류, 간의 흡수 및 배설능력 그리고 장관의 운동이 정상적이어야 한다. 이러한 요소들 중 어느 하나라도 비정상일 경우에는 혈청 담즙산 농도를 유지할 수 없다. 혈청 담즙산치의 상승은 간기능 장애를 진단하는 데 매우 예민한 검사이지만 비특이적이라는 단점을 가지고 있다. 즉, 간세포기능 이상 이외에도 다른 문제에 의해 이상소견이 나타날 수 있는 검사법이다.

실제로 급성 바이러스성 간염이나 만성 간질환 환자에서 혈청 담즙산 농도를 분석한 결과, 처음에 기대했던 만큼 예민하지는 못하였지만 혈청 알부민치나 프로트롬빈 시간보다 조기에 간기능 장애를 진단할 수 있었다. 이 검사법의 진단능률이 예상보다 낮은 것은 이 검사법이 간세포의 기능뿐만 아니라 담즙의 배설기능과 문맥-전신계 측부순환도 반영하는 검사법이기 때문이다.

질베르 증후군(Gilbert's syndrome) 환자의 경우 혈청 빌리루빈치가 상

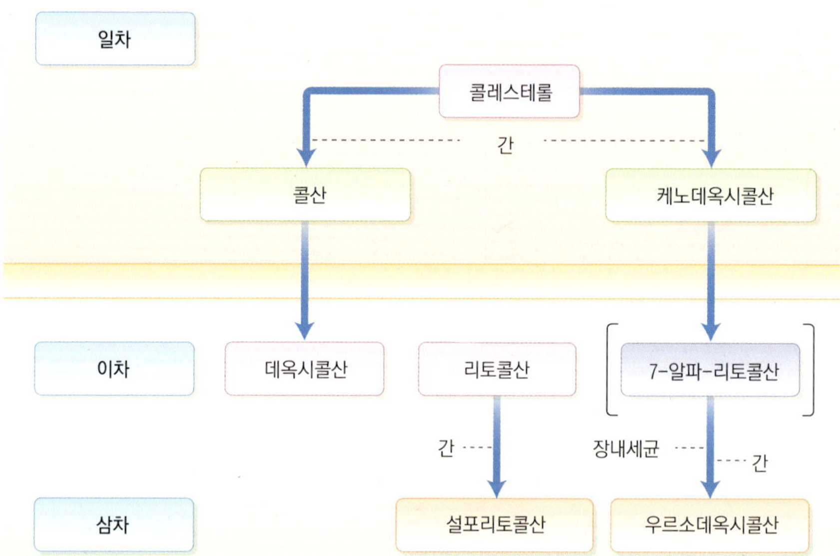

그림 5.6 콜레스테롤로부터 담즙산이 생성되는 과정

일차 담즙산인 콜산(cholic acid)과 케노데옥시콜산(chenodeoxycholic acid)은 간세포에서 콜레스테롤로부터 생산되어 글리신 혹은 타우린과 접합한 후 담즙으로 배설된다. 일차 담즙산은 대장내 세균과 접촉하여 7-알파 탈수산화 과정을 거치며 그 결과로, 이차 답즙산인 데옥시콜산(deoxycholic acid)과 리토콜산(lithocholic acid)이 생산된다. 삼차 담즙산인 우르소데옥시콜산(ursodeoxycholic acid)은 간에서 이차 담즙산으로부터 만들어진다.

승되어 있지만 혈청 담즙산 농도는 정상이다. 담즙정체 환자의 혈청 담즙산 농도를 분석해 보면 삼수산화산 대 이수산화산의 비가 증가된 반면, 간세포 부전증 환자에서는 그 비가 감소하고 케노데옥시콜산이 주담즙산으로 나타나는 특징이 있다.

3) 브롬설팔레인 제거능

브롬설팔레인(Bromsulphalein, BSP)은 간에서 빠르게 흡수되어 모두 담즙을 통해 배설된다. 그러므로 고용량의 브롬설팔레인을 정맥을 통해 주사한 후 시간 경과에 따라 혈중 BSP 농도를 측정하면 간세포의 제거, 해독 및 담즙을 통한 배설능력을 종합적으로 평가할 수 있다. 체중 kg당 5mg의 브롬설팔레인을 정맥을 통해 주사하고 일정 시간(보통 30분과 45분)이 경과한 후 반대편 팔에서 정맥혈을 채취하여 브롬설팔레인 농도를 측정하면 된다. 간세포의 기능이 저하되어 간세포의 배설능력이 감소한 경우 혹은 담도 폐쇄가 존재하는 경우에 혈장 브롬설팔레인 농도가 장기간 상승되어 그 혈중 수치가 높게 측정된다. 혈중 브롬설팔레인 농도의 정상치는 30분과 45분에 각각 1.0 및 0.5mg/dL 이하이다.

두빈-존슨(Dubin-Johnson) 고빌리루빈혈증이 의심되는 환자의 경우, 45분치보다 2시간치가 더 높게 나타나는 것(이차 상승)이 특징이다. 이런 환자에서는 처음에 혈중 브롬설팔레인을 정상적으로 흡수하지만 간세포내에서 접합한 후 이를 다시 혈액으로 유리(release)하기 때문이다.

이 검사는 간기능을 정량적으로 측정하는데 유용한 검사이나 방법이 복잡하고 비용이 많이 소요되며 때때로 브롬설팔레인의 부작용이 있을 수 있기 때문에 요즘에는 임상에서 잘 사용하지 않고 있다.

4) 인도사이아닌 그린 제거능

인도사이아닌 그린(Indocyanine Green, ICG)은 간에서만 특이적으로 제거된다. ICG는 간세포내에서 접합반응 없이 배설되고 장간순환(enterohepatic circulation)도 하지 않는다(그림 5.7).

이 검사는 브롬설팔레인 제거능 검사보다 특이적이고 안전하지만 비용이 좀 더 많이 소요된다. 그러므로 임상에서 일상적으로 사용하기는 어렵지만 간절제술 같은 수술 전에 잔여 간기능을 예측하는 데 혹은 간혈류를 연구하는 데 유용하게 적용할 수 있는 검사이다(개요 **5.6**).

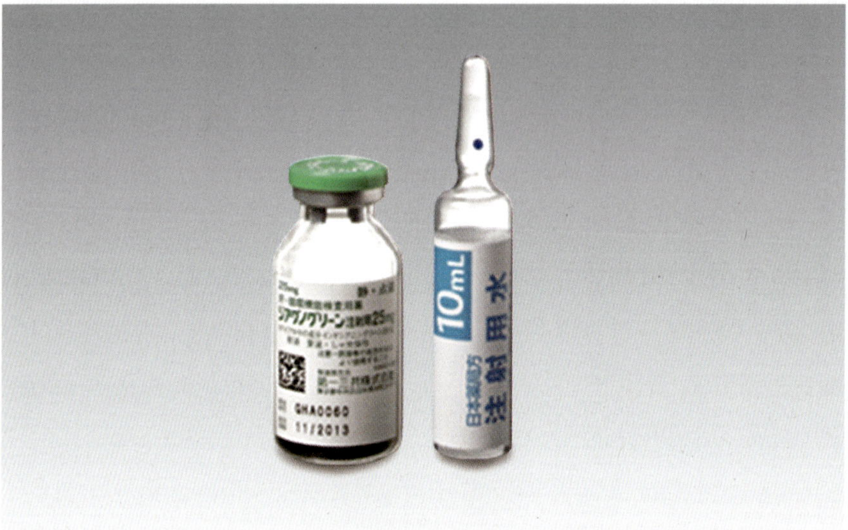

그림 5.7 주사용 인도사이아닌 그린 염료

인도사이아닌 그린(Indocyanine Green, ICG)은 간에서만 특이적으로 제거되기 때문에 임상적으로 간의 배설능력을 평가하는 데 이용된다.

개요 5.6

인도사이아닌 그린 제거능

1. 간에서만 특이적으로 제거
2. 접합반응 불필요
3. 장간순환 없음
4. 특이적이고 안전한 검사
5. 비교적 고비용
   - 수술 전 간기능 예측
   - 간혈류 연구

5) 아미노피린 호흡검사법

방사성 탄소(^{14}C) 표지 메틸(methyl)기를 가진 아미노피린(aminopyrine)을 투여하면 간의 다기능 산화효소계에 의한 탈메틸화 및 후속 대사 과정을 거쳐 호기(exhaled air)로 방사성 탄소 표지 이산화탄소가 배출된다. 다시 말해, 호기내 이산화탄소의 양은 아미노피린의 제거능, 즉 간의 다기능 산화효소계의 활성도를 반영하게 된다.

간기능이 저하된 환자에서는 아미노피린 호흡검사상 호기내 이산화탄소의 배출량이 감소하는데, 이는 혈청 알부민, 담즙산, 프로트롬빈 시간, 유산 제거능 혹은 브롬설팔레인 제거능 등에 의한 간기능의 평가 결과와 일치한다. 더욱이, 이 결과는 알코올성 간경변증 환자에서 간조직 생검상의 간세포 괴사 및 염증 정도와도 일치하여 간기능 저하의 진단뿐 아니라 예후 판별과 치료효과 측정에도 임상적으로 이용할 수 있다는 사실이 입증되었다. 그러나 이 검사에서 유의해야할 점은, 식이의 종류, 엽산결핍증 여부 및 다른 약물의 복용 여부에 따라 그 결과가 영향을 받을 수 있다는 사실이다. 또한 이 검사는 복잡하고 비용도 많이 소요되어 일반적으로 광범위하게 사용하기에는 한계가 있다.

밤새 금식한 후에 1μCi 내지 2μCi의 방사성 탄소(^{14}C) 표지 아미노피린을 경구로 투여한다. 그 후 30분 간격으로 4시간 후까지 호기를 채취하여 방사성 이산화탄소의 양을 측정한다. 처음 2시간 동안 측정한 호기내 방사성 이산화탄소 양의 투여량에 대한 비율이 임상적으로 가장 유용한 것으로 알려져 있는데, 정상인의 경우에는 6.6 +/− 1.3%의 값을 보이며 간세포 기능장애가 있는 경우에 이 값이 현저히 저하된다.

아미노피린 이외에 카페인, 유당 및 펜아세틴의 방사성 표지물을 이용하여 유사한 호흡검사를 시행할 수도 있다.

6) 유당 제거능

유당(lactose) 제거능도 간세포의 기능을 정량적으로 진단하는 데 이용할 수 있다. 유당은 약리학적으로 안전한 물질이고 충분한 양을 혈관으로 주사할 수 있는 장점이 있다. 이를 제거하는 과정에서 속도제한(rate-limiting) 단계는 갈락토오스 키나제(kinase)에 의한 인산화 과정이다. 간경변증이나 간세포기능 장애가 있는 환자에서는 이 과정에 해당하는 기능이 저하되어 있기 때문에 유당 제거능이 현저히 감소한다. 이 검사는 간세포기능을 상당히 정확한 수준으로 반영하는 것으로 알려져 있다. 비슷한 원리를 응용하여 방사성 탄소 표지 유당을 이용한 호흡검사를 시행할 수도 있다.

2. 간세포 괴사 정도를 반영하는 혈청 효소들

간기능검사에는 언제나 간세포 괴사의 유무와 정도를 반영하는 검사가 포함된다. 일반인들에게도 잘 알려져 있는 혈청 트란스아미나제(GOT/GPT 혹은 AST/ALT)치 혹은 소위 '간수치'가 그것이다. 한편, 임상에서는 이 효소 이외에도 글루타민산 탈수소화효소(GDH), 아이소구연산 탈수소화효소(ICDH) 그리고 유산 탈수소화효소(LDH) 등이 특별한 목적으로 이용되기도 한다(개요 5.7).

개요 **5.7**

간세포 괴사를 반영하는 혈청 효소들

1. 트란스아미나제 혹은 아미노전이효소 (GOT/GPT; AST/ALT)
2. 글루타민산 탈수소화효소(GDH)
3. 아이소구연산 탈수소화효소 (ICDH)
4. 유산 탈수소화효소(LDH)

1) 트란스아미나제 혹은 아미노전이효소

소위 '간염 수치' 혹은 '간수치'로 일반인들에게도 유명한 이 검사 항목은 간세포의 손상 혹은 간세포 괴사의 유무와 정도를 선별하는 데 매우 긴요하게 사용되고 있다. 또한 간질환 환자의 경과를 추적하고 예측하는 데 매우 효과적으로 사용할 수도 있다. 그러나 이 효소들은 간세포가 파괴될 때 간세포로부터 유리되어 혈청에 존재하다가 차츰 그 활성도가 사라지는 것이므로 잔여 간기능을 반영하지는 못한다. 그러므로 이 검사 항목의 의미와 특성을 명확히 알고 임상에서 적절하게 사용하여야만 간질환 환자의 진단과 치료에 도움을 얻을 수 있다(개요 **5.8**).

개요 **5.8**

혈청 트란스아미나제(GOT/GPT; AST/ALT)치

1. 소위 '간염 수치' 혹은 '간수치'
2. 간세포로부터 단순 유리 후 혈청에서 점차적으로 활성도 감소
3. 간세포 손상의 유무 및 정도 반영
4. 간질환의 진단 및 경과 추적
5. 잔여 간기능을 반영하지 못함

임상적으로 간기능검사에 흔히 이용되는 트란스아미나제는 글루타민산-옥살로초산 트란스아미나제(glutamic-oxaloacetic transaminase, GOT; 혹은 aspartate aminotransferase, AST)와 글루타민산-파이루빈산 트란스아미나제(glutamic-pyruvic transaminase, GPT; 혹은 alanine aminotransferase, ALT)이다.

GOT는 주로 미토콘드리아에 함유된 효소로서 간 이외에도 심장, 근육 및 신장 그리고 뇌, 췌장, 폐, 백혈구 및 적혈구에도 많이 분포하고 있기 때문에 간질환을 진단하는 데 있어서는 GPT보다 특이도가 떨어진다. 한편, 간조직 속에 함유된 GOT의 양은 GPT에 비해 상대적으로 많다. 그러나 혈액에서 활성도가 감소하는 속도는 GPT보다 빨라서 반감기가 상대적으로 짧다(개요 5.9).

개요 5.9

혈청 GOT(AST)치

1. Glutamic-oxaloacetic transaminase(GOT)
2. Aspartate aminotransferase(AST)
3. 주로 미토콘드리아에 존재
4. 간, 심장, 근육, 신장, 뇌, 췌장, 폐, 백혈구 및 적혈구에 분포
5. 간질환의 진단에 GPT보다 비특이적
6. GPT보다 짧은 반감기

GPT는 세포막에 존재하는 효소로서, 간조직내 GPT의 양은 GOT보다 적지만 심장이나 근육에 비해 상대적으로 간에 풍부하게 존재하기 때문에 간질환을 진단하는 데 특이적인 검사 항목이다. GPT는 GOT보다 혈청에서 오래 활성도를 유지하기 때문에, 즉 반감기가 상대적으로 길기 때문에 임상적으로 그 유용성이 크다(개요 5.10).

개요 **5.10**

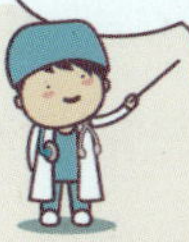

혈청 GPT(ALT)치

1. Glutamic-pyruvic transaminase(GPT)
2. Alanine aminotransferase(ALT)
3. 세포막에 존재
4. GOT보다 소량
5. 상대적으로 간에 풍부: 특이적
6. GOT보다 긴 반감기

앞에서 언급하였듯이, 혈청 GOT와 GPT치는 이 효소를 함유하고 있는 세포들이 파괴될 때 그 정도에 비례하여 증가하므로 말초 혈액내 활성도를 검사함으로써 간단하게 세포의 파괴 유무와 정도를 진단할 수 있다. 그리고 반복적인 검사를 통해 환자의 경과를 추적하고 예측할 수도 있다. 그러나 이와 같이 다양하게 이 검사 항목을 이용하기 위해서는 몇 가지 활용기술을 습득할 필요가 있다.

혈청 GOT와 GPT치의 정상 범위는 30IU/L 내지 40IU/L 미만이다. 참고치는 병원마다 혹은 검사 방법에 따라 약간의 차이가 있을 수 있다. 이런 정상 범위를 참고로 검사 결과를 보고 단순히 그 수치가 정상 범위 안에 있는지 혹은 정상보다 높은지를 구별하는 일은 어렵지 않다. 컴퓨터에게 이 일을 맡기면 사람보다 실수 없이 더 잘 해낼 수 있다. 여러분은 건강검진 후에 정상 범위를 벗어난 항목들을 붉은색으로 구별해 놓은 결과지를 이미 받아

본 경험이 있을지도 모른다. 이런 작업은 사람의 손이 아니고 컴퓨터가 했을 가능성이 매우 높다. 간수치가 정상 범위를 벗어나 붉은색으로 표시된 결과지를 보면, 일반인들은 “간수치가 높다”거나 “간기능이 나쁘다”고 생각한다. 간기능검사에 관심이 많지 않은 의료진 역시 그렇게 생각하기 십상이다. 하지만 우리는 간기능검사 결과를 좀 더 정밀하게 분석함으로써 최대한의 정보를 얻을 수 있는 임상기술을 익히고자 한다.

혈청 GOT와 GPT치의 결과를 제대로 분석하면, 간기능 중 어떤 기능에 문제가 있는지, 간손상은 어느 정도인지, 그 원인은 무엇일 가능성이 높은지, 좀 더 세분화한 진단을 위해 앞으로 어떤 검사를 더 수행해야 하는지, 현재 간손상이 악화하고 있는지 혹은 회복기에 접어들었는지 등의 정보를 얻을 수 있고, 이러한 분석을 토대로 중요한 임상적 결정을 내리는 데 도움을 받을 수도 있다. 그러나 간기능검사 결과를 보고 간수치의 정상 혹은 비정상만을 구별하는 해석법은 중요한 자료에 대한 더 이상의 분석을 가로막을 뿐만 아니라, 그 안에 내포된 중요한 정보들을 그냥 흘려버리는 잘못을 범하게 만드는 결과를 초래한다. 앞으로 간기능검사 결과를 좀 더 꼼꼼히 그리고 효율적으로 분석하는 요령에 대해 자세히 검토할 예정이지만, 우선 혈청 GOT와 GPT치 결과를 분석하는 데 필요한 기술에 대해 먼저 언급하고자 한다.

가장 먼저 혈청 GOT와 GPT치가 정상 범위에 있는지 정상보다 높은지를 살펴보아야 한다. 수월하고 당연한 얘기 같지만 사실 이 단계도 간단치 않다. 수치가 제시된 정상 범위를 벗어나 상승된 경우, “간수치가 정상보다 높다”고 판단하는 일은 어렵지 않다. 하지만 정상 범위가 40IU/L 미만인 혈청 GPT치가 38IU/L라면 이를 어떻게 해석할 것인가? 그냥 정상이라고 판단하고 넘어가도 좋을까? 그럼 정말로 혈청 GPT치가 16IU/L인 사람과 똑같이 생각해도 좋단 말인가? 실험실 검사에서는 동일한 검체로 반복해서 측정했을 경우라도 그 결과가 동일하지 않다. 즉, 약간의 차이가 있을 수 있다. 38

과 16 정도의 차이가 나는 경우는 매우 드물지만, 38이었다가 41이었다가 할 수는 있다. 그러므로 혈청 GPT치가 16인 경우는 정상으로 판단한다고 해도 전혀 무리가 없겠지만, 38인 경우는 조금 다르게 판단할 필요가 있다. 더욱이, 요즘 혈청 GOT와 GPT치의 정상 범위를 좀 더 낮게 잡아야 한다는 목소리가 점점 더 힘을 얻는 추세까지 감안한다면, 혈청 GPT치 38은 그냥 정상으로 판단하지 말아야 한다.

이 경우 필자는 "정상 범위 내에서 높은 편"이라고 해석한 후 다음 단계로 넘어간다. 나중에 문제 없는 것으로 최종 판단을 할 수도 있고, 다른 결과들과 종합하여 어떤 의미가 있는 것으로 분석할 수도 있다. 이와 같이, 정상과 비정상 사이에 '보류' 판정을 내리는 방법은 간기능검사 결과로부터 보다 정확하고 풍부한 정보를 얻어내는 중요한 요령들 중 하나이다.

다음으로 강조할 것은 수치 상승의 정도를 구분하는 습관이다. 혈청 GOT치 혹은 GPT치가 60IU/L인 경우, 150IU/L인 경우 그리고 2,000IU/L인 경우를 살펴보면 그 수치에 담긴 의미는 매우 다르다. 일반적으로 얘기하면, 수치가 높을수록 간세포 손상이 심하고 간세포 괴사의 속도가 빠른 것이 사실이다. 그러나 이 수치가 현저히 높으면 간질환이 위중하고 급한 상태인 반면, 수치가 크게 높지 않으면 간질환이 가벼울 것이라는 판단은 옳지 않다. 간질환이나 환자 상태의 경중을 논하려면 다른 간기능검사 항목들을 종합적으로 검토하여 분석할 필요가 있기 때문이다.

하지만 간수치가 상승한 간기능검사 결과지를 보면 반드시 그 정도가 어느 정도인지 반정량적으로 분석할 필요가 있다. 즉, 가벼운(약간 상승), 중등도(중간 상승) 그리고 심한(현저한 상승) 정도로 구분하는 습관이 필요하다. 물론 어느 정도가 경도이고 어디부터가 심한 정도인지 정해진 것은 없다. 경계 부위에서는 판독자에 따라 의견이 다를 수 있다. 그러나 상관없다. 미미한 정도의 상승을 심하다고 판단하지만 않는다면 본래 원하던 바를 얻어낼 수 있다. 그저 “간수치가 높다”고 판단하는 것보다는 훨씬 더 많은 정보를 얻게 될 테니까. 의학을 예술이라 하지 않던가? 열 명의 화가들에게 푸르스름한 색깔을 칠해보라고 하면 아마 모두 다르게 칠할지 모른다. 그런들 어떠하랴! 불그스레 칠하지만 않는다면 그림을 망치는 일은 없을 것이다. 각기 다른 색깔이 오히려 개성을 더해 더 멋진 그림을 만들 수도 있지 않을까?

간세포 괴사를 일으키는 원인들은 매우 다양하다. 그리고 그 원인에 따라 간수치의 상승 정도가 크게 다를 수 있다. 또한 기저 간의 상태에 따라, 즉 만성 간질환이나 다른 간담도 질환의 동반 여부에 따라 간수치 상승의 정도가 크게 다를 수도 있다. 따라서 간수치의 상승을 보다 세부적으로 분석함에 있어서 간수치 상승의 정도를 고려하는 일은 간기능 이상의 원인과 동반질환을 찾아내는 데 매우 중요한 역할을 할 것이다.

혈청 GOT와 GPT치의 비율도 중요한 분석 항목이다. 어떤 간손상 자극이 간손상과 함께 GOT를 함유한 다른 조직의 손상을 동반한다면, GOT/GPT비는 크게 증가할 것이다. 왜냐하면 GOT가 GPT에 비해 비특이적으로 다른 조직에도 분포하기 때문이다. 그러므로 GOT/GPT비는 간세포 괴사의 원인을 감별하는 데 도움이 되기도 한다. 예컨대, 알코올성 간염은 흔히 GOT/GPT비가 2 이상이고, 심한 운동 후에 측정한 GOT/GPT비도 간질환 환자에 비해 매우 높다.

간수치와 GOT/GPT비의 시간경과에 따른 변화 역시 임상적으로 중요한 정보를 제공한다. 시간에 따른 변화를 분석함으로써, 간손상이 일회성인지 혹은 반복적인지를 구별할 수 있고, 현재 악화하는 과정인지 혹은 회복기에 접어 들었는지를 파악할 수도 있다. 일 회의 자극으로 간손상이 발생한 경우를 상정해 보자. 간손상 초기에는 GOT/GPT비가 1 이상으로 나타난다. 간세포 내에 GOT가 상대적으로 더 많이 존재하여 동일한 정도의 자극에 의해 GOT가 GPT보다 더 많이 혈청으로 유리되기 때문이다. 그러나 시간이 경과함에 따라 그 비율이 점차 감소하여 끝내 1 미만으로 변한다. GPT의 반감기가 GOT에 비해 상대적으로 길어서, 같은 자극에 의해 간수치가 상승했더라도 GPT의 혈청내 활성도가 GOT에 비해 더 오래 유지되기 때문이다. 물론 간세포 괴사가 반복된다면, GOT/GPT비는 이와 같이 전형적인 변화를 보이지 않을 수도 있다.

마지막으로 고려해야 할 단계는 간수치의 상승을 다른 간기능검사 항목의 변화와 그리고 다른 검사의 결과, 예를 들어, 혈액검사, 소변검사, 대변검사 혹은 영상검사 결과와 종합하는 일이다. 이 단계에서는 좀 더 많은 의학지식과 임상기술이 필요하기 때문에, 이 책에서는 추후 사례연구에서 제한적으로만 다룰 예정이다.

혈청 트란스아미나제치의 상승은 간세포 괴사를 동반하는 대부분의 질환에서 관찰된다. 특히 이 검사 항목은 바이러스성 간염의 초기 진단에 매우 유용하다. 급성간염의 경우, 초기에 혈청 트란스아미나제치가 현저하게 상승하고 이어서 빠른 하강을 나타내므로, 이 검사 항목은 특히 질병의 초기 변화를 추적하는 데 매우 유용하다. 담석에 의한 급성 담도 폐쇄 환자에서도 초기에 혈청 트란스아미나제치의 현저한 상승을 관찰할 수 있다. 이는 급성 간염 환자에서의 변화와 매우 흡사하다. 급성간염 환자들 중에는 혈청 트란스아미나제치가 지속적으로 감소함에도 불구하고 급성 간부전증에 빠지는 환자들이 있다. 이런 사례는 혈청 트란스아미나제치가 단순히 간세포 괴사의 유무와 정도를 의미할 뿐 잔여 간기능을 반영하지 못한다는 반증이다. 따라서, 급성간염 환자에서 혈청 트란스아미나제치를 이용하여 경과를 관찰할 경우에는 반드시 간의 다른 기능 즉 간의 합성능과 제거능을 평가할 수 있는 검사들을 병용하여야 한다(개요 **5.11**).

개요 5.11

혈청 GPT치의 상승: 급성 간손상

1. 간세포 괴사를 동반하는 대부분의 질환

- 바이러스성 간염의 초기 진단에 유용; 초기에 현저하게 상승 후 빠른 감소
- 간의 합성능과 제거능을 평가하는 검사를 병용해야 함

2. 담석에 의한 급성 담도 폐쇄

- 초기에 급성간염과 유사한 변화

요즘에는 아무 증상도 없는 사람이 건강검진에서 혈청 트란스아미나제치의 상승을 발견하는 경우가 드물지 않다. 일반인들이 이런 간기능검사 결과지를 받으면, 그 원인에 대한 구체적인 분석 없이 막연한 공포에 싸이기 쉽다. 간질환에 대한 관심이 적거나 간기능검사에 대한 이해도가 부족한 의료인 역시 그 원인에 대한 분석이 용이치 않아 당황하게 된다. 그러나 이런 경우 대부분의 사례들은 어렵지 않게 그 원인을 찾아낼 수 있고 또 대부분의 경우에 간수치를 정상으로 되돌릴 수 있다. 다시 말해, 비만, 알코올, 약물 남용 혹은 당뇨병이 원인인 경우가 대부분이다. 따라서 이런 경우에는 간수치 상승의 원인이 무엇인지를 세밀하게 분석하고 그 원인을 바로잡기 위한 최선의 노력을 경주해야 할 것이다(개요 5.12).

개요 5.12

무증상의 경미한 혈청 GPT치 상승

1. 비만
2. 알코올
3. 약물 남용
4. 당뇨병
5. 기타

간경변증 환자의 경우에는 만성간염 환자에 비해 혈청 트란스아미나제치의 상승 정도가 심하지 않다. 이는 잔여 간세포의 양과 관련이 있는 것으로 생각된다. 그리고 알코올에 의한 만성 간질환 환자의 경우에는 바이러스성 간염 환자에 비하여 혈청 간효소치의 상승이 현저하지 않은 사례들이 많다. 또한 이 경우 혈청 GOT/GPT 비가 흔히 2 이상인 것도 주목할 만한 특징 중의 하나이다. 간염 환자뿐 아니라 간 내외에 각종 감염이 있을 때, 간 속에 원발성 혹은 이차성 종양이 있거나 담즙정체를 동반하는 경우에도 혈청 트란스아미나제치의 상승을 볼 수 있다. 그러나 이 경우에는 그 상승 정도가 급성간염 환자들에 비해 경미한 편이다(개요 5.13).

개요 5.13

무증상의 경미한 혈청 GPT치 상승

1. 간경변증

- 비교적 경미한 상승

2. 알코올성 간질환

- 경미한 상승
- GOT/GPT 비: 흔히 >2

3. 기타

- 각종 감염증
- 원발성 혹은 이차성 간종양
- 담즙정체

혈청 트란스아미나제치의 상승이 반드시 간질환의 존재를 나타내는 것은 아니다. 심한 신부전증이 있거나 근육 손상이 있는 경우에도 혈청 간효소치의 상승을 관찰할 수 있다. 이 경우에는 특히 혈청 GOT치의 상승이 혈청 GPT치의 상승보다 심한 것이 특징이다. 그리고 혈청 GPT치의 상승은 횡문근융해증(rhabdomyolysis) 환자의 경우를 제외하면 300IU/L를 넘지 않는다. 정상인의 경우에도 심한 운동 후에 특히 혈청 GOT치가 상승할 수 있으나 휴식하면 곧바로 정상화된다. 그리고 요독증 환자도 특히 투석 후에 일시적으로 혈청 GOT치의 상승을 보일 수 있다(개요 **5.14**).

개요 **5.14**

혈청 트란스아미나제치 상승의 기타 원인

1. 심한 신부전증
2. 근육 손상(횡문근융해증 등)
3. 심한 운동 후
4. 투석 후
   - GOT > GPT
   - 대부분 경미한 상승

2) 글루타민산 탈수소화효소와 아이소구연산 탈수소화효소

글루타민산 탈수소화효소(glutamate dehydrogenase, GDH)와 아이소구연산 탈수소화효소(isocitrate dehydrogenase, ICDH)는 간을 위시해서 심장, 근육 및 신장에 함유된 효소이지만 특히 간에 풍부하게 포함되어 있기 때문에 간세포 괴사를 진단하는 데 이용할 수 있다(개요 **5.15**).

이 효소들은 트란스아미나제보다 예민한 간기능검사 항목이 아니다. 그러나 트란스아미나제가 주로 문맥주위부에 위치하는 데 반하여 이 효소들은 주로 중심정맥 주위에 분포하기 때문에 알코올성 간염, 심부전증이나 버드-키아리(Budd-Chiari) 증후군 환자의 간손상, 허혈성 간염 등과 같이 중심정맥주위부 간세포 괴사가 주된 병리학적 소견인 환자들의 진단 및 경과 관찰에 유용할 수 있으리라는 보고들이 있다(그림 5.8). 그러므로 이 검사 항목은 모든 간염 환자에게 일반적으로 적용하기 힘든 검사이지만 혈청 GPT와 함께 사용할 경우 임상적으로 상보적(complementary)인 효과를 기대할 수 있다.

개요 5.15

혈청 GDH 및 ICDH치

1. Glutamate dehydrogenase(GDH)
2. Isocitrate dehydrogenase(ICDH)
3. 간 > 심장, 근육
4. 주로 중심정맥(central vein) 주위에 분포
5. 중심정맥주위부 간염의 진단에 유용
    - 알코올성 간염
    - 심부전증
    - 버드-키아리 증후군(Budd–Chiari syndrome)
    - 허혈성 간염(ischemic hepatitis)
    - 기타

3) 기타 효소들

유산 탈수소화효소(lactate dehydrogenase, LDH), 소르비톨 탈수소화효소(sorbitol dehydrogenase, SDH) 등의 혈청내 활성도가 간세포 괴사를 진단하는데 이용된 적이 있으나, 혈청 GPT치 만큼 예민하지 못할 뿐만 아니라 특이도도 낮아 요즘에는 임상적으로 활용하지 않고 있다.

3. 담즙정체를 반영하는 혈청 효소들

담즙정체란 담관을 통한 담즙의 배설이 원활치 못하여 간에 빌리루빈이 축

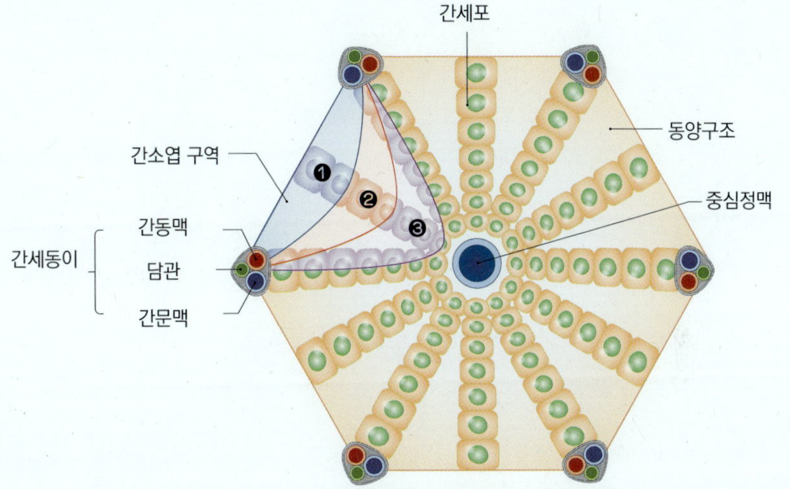

그림 5.8 간소엽

간조직에서 중심정맥을 중앙에 두고 문맥구역을 잇는 기능적 단위를 간소엽(hepatic acinus)이라 일컫는다. 소엽내 구역에 따라 산소 분압이 크게 다르고 존재하는 효소들의 분포도 다르며 간염을 일으키는 원인에도 큰 차이를 보인다. GDH와 ICDH는 주로 중심정맥주위부 간염의 진단에 유용하다.

적되고 혈액과 소변에 빌리루빈이 넘쳐나는 상태를 말한다. 담즙정체는 빌리루빈이 간세포에 흡수되고 접합 과정을 통해 접합형 빌리루빈으로 변환되었으나 담즙 세관(bile canaliculus)으로 배설되지 못하거나(intrahepatic cholestasis; 간내 담즙정체), 담관이 폐쇄되어 빌리루빈이 장으로 배출되지 못하는 경우(extrahepatic cholestasis; 간외 담즙정체)에 발생할 수 있다.

담즙 정체의 원인은 매우 다양하다(그림 5.9). 그리고 그 원인을 감별하는 일은 임상적으로 매우 중요하다. 원인에 따라 적절한 치료를 시행함으로써 문제를 해결할 수 있는 사례들이 드물지 않기 때문이다. 그러므로 담즙정체가 발견되었을 때 의료진과 환자는 그 원인을 진단하기 위해 최선의 노력

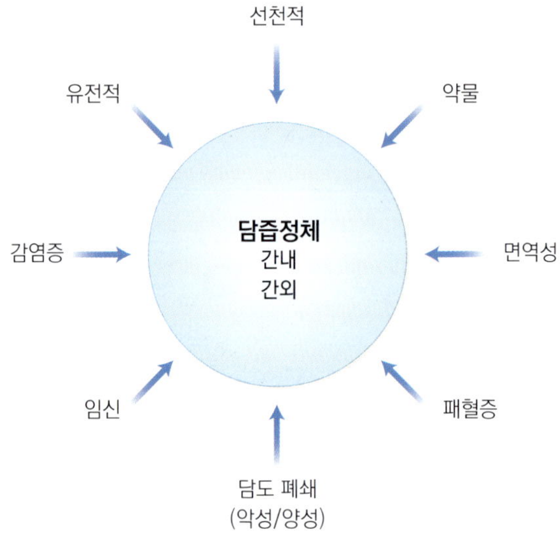

그림 5.9 담즙정체의 원인들
담즙 정체의 원인은 매우 다양하다. 그리고 그 원인을 감별하는 일은 임상적으로 매우 중요하다.

을 다해야 한다.

담즙정체의 원인을 찾아내기 위한 첫 단계는 담즙정체의 유무와 그 정도를 파악하는 일이다. 이를 위해 다양한 검사법들을 동원해야 하겠지만, 필자는 경험을 통해 간기능검사가 가장 중요한 단서를 제공한다고 생각한다. 즉, 병력청취와 신체검사에 이어 간기능검사를 신속히 시행하여 그 결과를 꼼꼼하게 분석해야 한다.

담즙정체의 유무와 정도를 진단하는 데 유용한 간기능검사 항목들은 알칼리성 포스파타제(alkaline phosphatase, ALP), 감마 글루타밀 트란스펩티다제(gamma-glutamyl transpeptidase, γ-GTP) 및 5'-누클레오펩티다제(5'-nucleopeptidase, 5NP)이다(개요 **5.16**).

개요 5.16

담즙정체를 반영하는 효소들

1. 알칼리성 포스파타제(alkaline phosphatase, ALP)
2. 감마 글루타밀 트란스펩티다제(gamma-glutamyl transpeptidase, γ-GTP)
3. 5′-누클레오펩티다제(5′-nucleopeptidase, 5′NP)

1) 알칼리성 포스파타제

알칼리성 포스파타제(alkaline phosphatase, ALP)는 우리 몸의 여러 조직에 광범위하게 분포한다. 골조직을 이루는 골아세포(osteoblast), 간세포 특히 담즙세관막, 소장점막의 브러시 보더(brush border), 신장의 근위세관, 태반 및 백혈구 등에 다량 함유되어 있다. 이 효소는 정상적으로 혈청에서 검출되는데 주로 간, 골격 및 소장에서 유래한다. 소아에서는 정상적으로 이 효소의 혈청내 활성도가 높은데 혈청 ALP치는 성장속도와 비례하며 이때 혈청에서 검출되는 알칼리성 포스파타제는 대부분 골조직에서 유래한다. 임산부의 경우도 태반에서 유래한 알칼리성 포스파타제 때문에 정상의 두 배 정도로 높은 활성도를 나타낸다. 성인에서는 일반적으로 남자가 여자보다 높은 값을 보이지만, 60세가 넘으면 비슷해지거나 오히려 여자에서 더 높은 값을 나타낸다(개요 5.17).

개요 **5.17**

알칼리성 포스파타제(ALP)

1. 정상적으로 혈청에서 검출됨

- 주로 간담도, 골격 및 소장에서 유래

2. 소아에서는 높은 혈청내 활성도

- 대부분 골조직에서 유래

3. 임산부의 경우 높은 혈청내 활성도

- 태반에서 유래

4. 성인

- 남자 > 여자
- 60 이상: 남자 < 여자

혈청 알칼리성 포스파타제치는 간담도계 질환이 있을 때 흔히 상승하나, 골조직, 신장 및 소장 질환이 있을 경우에도 혈청 알칼리성 포스파타제치가 상승할 수 있다. 혈청 ALP치가 현저하게 상승하여 간담도질환이 있지 않나 의심을 받던 환자에서 여러 가지 검사를 시행한 끝에 진단이 어려운 소장내 종양을 찾아냈던 사례도 있다. 그러므로 혈청 ALP치가 높은 경우에는 우선 이 효소가 간담도에서 유래했는지 여부를 밝힐 필요가 있다. 이 효소의 유래를 확인하기 위해서는 동위효소(isoenzyme)를 세분화하여 측정하기도 한다. 혹은 간에서만 유리되는 다른 효소, 즉 감마 글루타밀 트란스펩티다제(gamma-glutamyl transpeptidase) 등을 동시에 측정하여 혈청 알칼리성 포스파타제치의 상승이 간담도에서 유래한 것인지 여부를 확인할 수 있다(개요 **5.18**).

개요 5.18

혈청 ALP치의 상승

1. 간담도계 질환
2. 골 질환
3. 신장 및 소장 질환
4. 감별 진단
    - 동위효소 측정
    - 혈청 감마 글루타밀 트란스펩티다제(γ-glutamyl transpeptidase)치 동시 측정

간담도 질환들 중에서 혈청 알칼리성 포스파타제치의 상승이 가장 두드러지는 경우는 담즙정체를 일으키는 질환들이다. 담도 폐쇄를 일으키는 악성 혹은 양성 종양, 총담관 담석, 경화성 담관염 혹은 담도 협착 등과 같이 간외 담즙정체를 일으키는 질환들과 약물관련성 간염, 원발성 담즙성 간경변증, 이식 간의 거부반응 및 알코올성 지방 괴사 등에 의한 간내 담즙정체가 있을 때 혈청 ALP치가 현저하게 상승한다. 약 75% 이상의 담즙정체 환자들이 현저한(정상의 4배 이상) 혈청 알칼리성 포스파타제치의 상승을 나타낸 것으로 보고되고 있다(개요 5.19).

개요 5.19

현저한 혈청 ALP치의 상승

1. 간외 담즙정체

- 췌담도 종양
- 총담관 담석
- 경화성 담관염
- 담도 협착

2. 간내 담즙정체

- 약물관련성 간염
- 원발성 담즙성 간경변증
- 이식 간의 거부반응
- 알코올성 지방 괴사

바이러스성 간염, 간경변증, 아밀로이드증 같은 침윤성 질환 및 신부전증에 의한 간손상이 있을 때에도 혈청 알칼리성 포스파타제치의 상승이 관찰되지만 그 정도는 정상의 3배를 넘지 않는 것이 보통이다(개요 5.20).

혈청 알칼리성 포스파타제치의 상승 정도가 다른 간기능검사 항목, 즉 혈청 트란스아미나제치 등에 비해 월등히 높을 경우엔 담석이나 종양에 의한 담도 폐쇄, 사르코이드증(sarcoidosis)이나 아밀로이드증, 간결핵, 간농양, 전이성 종양 등과 같은 침윤성 질환을 의심해야 한다. 더욱이, 몇몇 암종은 스스로 이 효소를 분비(secrete)하여 혈청 ALP치를 현저하게 상승시키기도 한다(개요 5.21).

개요 5.20

중등도 혹은 경미한 혈청 ALP치의 상승

1. 바이러스성 간염
2. 간경변증
3. 침윤성 질환(아밀로이드증 등)
4. 신부전증에 의한 간손상

개요 5.21

혈청 ALT치에 비해 혈청 ALP치가 현저히 상승한 경우

1. 담도 폐쇄
2. 침윤성 질환들
   - 사르코이드증(sarcoidosis)
   - 아밀로이드증(amyloidosis)
   - 간결핵(hepatic tuberculosis)
   - 간농양(liver abscess)
   - 전이성 종양(metastatic tumor)
3. ALP를 분비하는 암종

비특이적으로 혈청 알칼리성 포스파타제치를 상승시키는 경우도 있는데, 호즈킨병(Hodgkin's disease), 골수양 화생(myeloid metaplasia), 울혈성 심부전증, 복강내 감염증 및 골수염 등이 이에 해당한다.

2) 감마 글루타밀 트란스펩티다제

혈청 감마 글루타밀 트란스펩티다제(gamma-glutamyl transpeptidase, γ-GTP)치는 간담도 질환이 있을 때에 상승하므로 담즙정체나 간세포 질환 환자의 선별과 감별진단에 이용할 수 있다. 특히 혈청 감마 글루타밀 트란스펩티다제치는 혈청 ALP치와 달리, 4세 이상의 소아와 임산부에서 비특이적으로 상승하지 않기 때문에 혈청 알칼리성 포스파타제치와 함께 상보적(complementary)으로 이용할 수 있다(개요 **5.22**).

개요 **5.22**

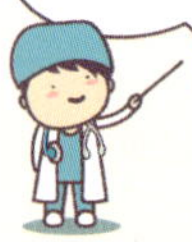

γ-GTP의 임상적 이용

1. 담즙정체와 간세포 질환의 선별과 감별 진단
2. 알칼리성 포스파타제치와 상보적으로 이용
    - 알코올의 과다섭취
    - 약물 남용
    - 원발성 및 전이성 간암

혈청 감마 글루타밀 트란스펩티다제치는 주로 간담도 및 췌장 질환이 있을 때 상승한다. 간담도 질환 환자에서 혈청 감마 글루타밀 트란스펩티다제치는 혈청 알칼리성 포스파타제 및 혈청 5'-누클레오티다제치의 상승과 비례하여 상승한다. 그러므로 혈청 알칼리성 포스파타제치가 상승하였을 때 이것이 간담도 질환에 의한 것인지를 감별하는 데 가장 널리 사용되고 있다. 또한 혈청 감마 글루타밀 트란스펩티다제치는 알코올의 과다 섭취나 약물 남용 환자에서, 다른 간기능검사 수치가 정상인 경우에도 상승할 수 있기 때문에 이들의 선별 검사로 이용되기도 한다. 이 경우 간세포내 미소체(microsome)에 있는 감마 글루타밀 트란스펩티다제의 절대량이 증가함으로써 이 효소의 혈청 값이 상승한 것이기 때문에 혈청 알칼리성 포스파타제치의 상승과 비례하지 않는다. 즉, 혈청 GPT치나 ALP가 정상인데 반해 혈청 감마 글루타밀 트란스펩티다제치만 상승되었거나 혈청 감마 글루타밀 트란스펩티다제치가 상대적으로 현저하게 상승한 경우에는 알코올성 간질환을 강력하게 의심해야 한다.

혈청 감마 글루타밀 트란스펩티다제치는 원발성 및 전이성 간암 환자에서도 상승할 수 있다. 그러나 이 경우 예민도가 높은 편이 아니어서 임상적으로 그 결과를 이용할 때 주의를 기울여야 한다.

3) 5'-누클레오티다제

5'-누클레오티다제(5'-nucleotidase)는 주로 간내 담즙세관과 동양구조의 형질막에 분포한다. 혈청 5'-누클레오티다제치는 나이에 따라 차이를 보인다. 소아에서는 낮고 성인이 되면서 증가하여 50세 이상이 되면 일정한 값에 도달한다.

간담도 질환이 있을 때 혈청 5'-누클레오티다제치는 알칼리성 포스파타제치와 비례하여 상승한다. 이는 이 두 효소들의 간내 위치가 유사하기 때문이다. 그러므로 담도 폐쇄, 침윤성 간질환 혹은 간내 공간점유 병소의 진단에 두 가지 모두 유용한 검사들이다. 한편, 5'-누클레오티다제는 알칼리성 포스파타제치에 비해 골조직을 비롯한 다른 조직에 상대적으로 적게 함유되어 있기 때문에 비특이적으로 혈청 5'-누클레오티다제치가 상승하는 일은 드물다. 따라서 혈청 5'-누클레오티다제치는 간세포 질환으로 인한 황달과 담도 폐쇄 질환에 의한 황달을 감별하는 데 임상적으로 좀 더 유용할 수 있다.

4. 간의 합성능력을 반영하는 검사

앞에서 서술한 바와 같이, 간은 단백질을 비롯하여 인체에 필수적인 물질들을 합성하는 데 핵심적인 역할을 한다. 그러므로 간의 합성능력을 검사하고 평가하는 일은 간기능검사의 중요한 부분을 차지한다. 특히 간기능이 현저하게 감소한 후에야 비로소 간의 합성능력이 저하되기 때문에 간부전증이 심한 환자를 선별하는 데 이용할 수 있다. 또한 간부전증 환자의 치료 경과 중에 간기능의 호전 여부를 추적 관찰하는 데 매우 유용하게 사용할 수 있는 검사 항목이다.

간의 합성능을 검사하는 데에는 혈청 알부민치, 혈청 콜레스테롤치 그리고 프로트롬빈 시간이 이용된다. 물론 혈장 속에 있는 다른 단백질의 농도를 측정하여 간세포의 합성능력을 평가하기도 한다(개요 5.23).

개요 **5.23**

간의 합성능력을 반영하는 검사

1. 알부민
2. 프로트롬빈 시간
3. 콜레스테롤
4. 기타 혈장 단백질

1) 알부민

알부민은 인체의 혈장 단백질 중 가장 많은 양을 차지한다. 그리고 알부민은 간에서만 생산된다. 그렇기 때문에 간기능이 감소하였을 때 혈청 알부민치가 저하되는 것은 당연한 일이다. 정상 혈청 알부민치는 3.5g/dL 내지 5.2g/dL이다. 평균적으로 매일 15g(200mg/kg/d)의 알부민을 합성하고, 성인의 몸 전체에 존재하는 알부민의 양은 300g내지 500g이다. 알부민은 약 20일의 긴 반감기를 가지고 있어서 매일 전체의 4% 가량이 몸에서 사라진다(개요 **5.24**).

개요 **5.24**

혈청 알부민

1. 혈장 단백질 중 최다량
2. 간에서만 합성
3. 매일 15g(200mg/kg/d)의 알부민을 합성
4. 약 20일의 반감기

혈청 알부민치는 알부민의 합성 및 분해 속도와 알부민의 신체내 분포에 따라 결정된다. 간에서 이루어지는 알부민 합성과정은 영양상태, 혈장 삼투압, 신체의 염증 그리고 부신피질과 갑상선 호르몬에 의해 그 속도가 증감된다(개요 **5.25**).

개요 5.25

혈청 알부민치를 결정하는 인자들

1. 알부민 합성 속도
2. 알부민 분해 속도
3. 신체내 알부민 분포

급성 바이러스성 간염, 약물 관련성 간염 혹은 폐쇄성 황달 환자들과 같이 아직까지 간의 합성능력이 충분히 보존된 환자에서는 간기능검사 결과 혈청 알부민치가 정상인 경우가 많다. 그러나 간경변증과 같은 만성 간질환 환자나 심한 급성 간부전증 환자와 같이 간의 합성능력이 심하게 저하된 경우에는 흔히 혈청 알부민치가 저하된다. 또한 알코올 중독자나 만성 염증성 질환을 가진 환자 혹은 영양실조 환자들에서도 저알부민혈증을 관찰할 수 있는데, 이는 영양실조로 인해 간의 알부민 합성량이 감소하기 때문이다. 한편, 신증후군, 만성 염증 그리고 단백상실성 장병증(protein-losing enteropathy) 등을 가진 환자들의 경우에는 간질환이 없음에도 불구하고 저알부민혈증을 보인다. 이 경우에는 알부민 합성에는 문제가 없지만 합성된 알부민이 혈관 밖의 공간으로 빠져나가거나 알부민의 분해 속도가 빨라져서 혈액내 알부민의 농도가 낮아지기 때문에 저알부민혈증이 나타나는 것이다(개요 5.26).

개요 5.26

저알부민혈증의 원인

1. 심한 급성 간부전증
2. 알코올 중독
3. 만성 염증성 질환
4. 영양실조
5. 신증후군
6. 단백상실성 장병증
7. 기타

2) 프로트롬빈 시간

혈액응고는 매우 복잡한 일련의 과정이다. 이 과정에는 최소한 13개의 응고인자들이 관여하는데 제I, II, V, VII, IX, X, XII 및 XIII인자가 간에서 합성된다. 그러므로 간세포의 기능장애가 있을 때에는 이들 응고인자들의 합성량이 줄고 그에 따라 혈액응고 시간의 지연이 나타날 수 있으리라고 쉽게 짐작할 수 있다. 이러한 이상소견을 파악하는 데 가장 널리 사용하는 검사가 프로트롬빈 시간이다. 이 검사는 제I, II, V, VII 및 X인자에 의해 영향을 받는다. 검사 결과는 프로트롬빈이 트롬빈으로 변하는 데 걸리는 시간(초) 혹은 그 시간과 대조 혈장의 그것과의 비(퍼센트)로 표시된다(그림 5.10).

프로트롬빈 시간의 지연은 간질환 이외에 다양한 선천성 응고인자 결핍증, 응고인자의 소모성 질환 그리고 이에 영향을 끼치는 약물을 복용할 때에도 관찰될 수 있기 때문에, 프로트롬빈 시간의 지연이 발견되었을 경우에는

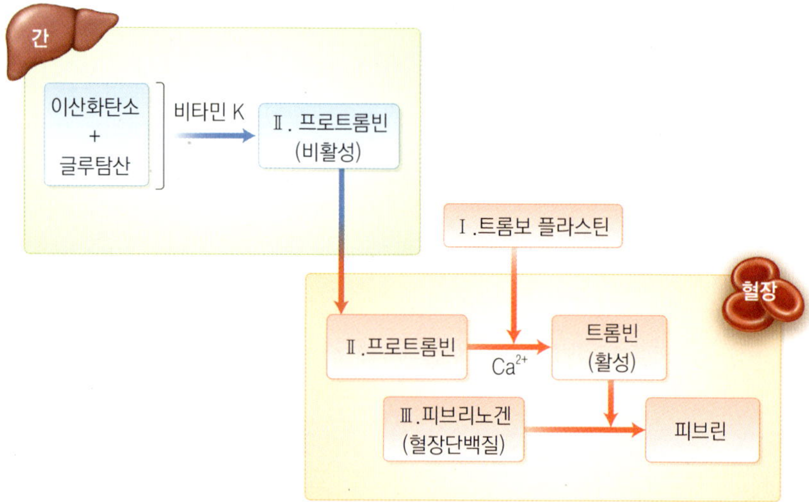

그림 5.10 혈액응고 과정

간은 혈액응고 과정에서 핵심적인 역할을 담당한다. 그러므로 간기능이 감소하면 혈액응고 작용에 장애를 초래할 수 있다.

그 해석에 주의를 기울일 필요가 있다.

프로트롬빈 시간을 지연시키는 기전은 크게 두 가지이다. 첫 번째, 폐쇄성 황달 환자에서와 같이 비타민 K의 흡수 장애로 인해 혈액내 비타민 K 농도가 낮아지기 때문이고, 두 번째, 간담도 질환이 있을 때와 같이 간세포의 기능이 감소하여 비타민 K를 효과적으로 이용하지 못함으로써 제II, VII. IX 및 X 응고인자가 제대로 합성되지 못하기 때문이다. 이 두 가지 기전에 의한 프로트롬빈 시간의 지연은 간단한 검사로 감별할 수 있다. 정맥을 통해 비타민 K를 투여한 후 프로트롬빈 시간의 변화를 비교함으로써 구별할 수 있다. 즉, 5mg 내지 10mg의 비타민 K1을 정맥을 통해 투여하고 24시간 후에 프로트롬빈 시간을 측정하여 그것이 정상화하였거나 최소한 30% 이상 호전되면 간세포 기능은 정상인 것으로 판단한다(개요 5.27).

개요 **5.27**

프로트롬빈 시간 지연의 기전

1. 비타민 K의 흡수 장애(폐쇄성 황달)
2. 응고인자 합성 장애(간세포기능 부전)

감별 진단: 경정맥 비타민 K 투여

5mg 내지 10mg의 비타민 K1을 정맥을 통해 투여하고 24시간 후에 프로트롬빈 시간을 측정하여 판단

간기능검사 항목들 중 프로트롬빈 시간은 간질환을 선별하거나 진단하는 데 예민한 검사가 아니다. 간경변증 환자에서 간의 합성능력이 심하게 감소하였을 때에야 비로소 프로트롬빈 시간의 지연이 나타나기 때문이다. 그러나 급성 간손상이나 대상부전 간경변증 환자의 경과 관찰이나 예후 판정에 크게 도움을 줄 수 있는 검사 항목이다. 특히, 이 검사는 간기능이 심하게 저하된 간질환 환자의 출혈 위험도를 판단하는 데 도움이 된다. 그렇기 때문에, 간 생검이나 외과적 처치를 할 경우, 출혈의 가능성을 예측하고 이를 예방하는 데 중요한 지침을 제공한다.

3) 콜레스테롤

심한 급성 혹은 만성 간부전증이 발생하면 콜레스테롤 합성이 감소하여 혈청 콜레스테롤치가 낮아진다. 그리고 간기능이 회복하면 혈청 콜레스테롤치는

다시 상승하여 정상화한다. 그러나 간질환뿐 아니라 어떤 원인으로 인해서든지 영양결핍이 동반된 경우에도 혈청 콜레스테롤치가 저하될 수 있다.

담즙정체 환자에서는 혈청 콜레스테롤치와 중성지방치가 상승한다. 혈중 콜레스테롤 에스테르(ester) 역시 증가하지만 전체 콜레스테롤 농도에서 차지하는 비율은 오히려 감소한다. 이는 혈중 레시틴 콜레스테롤 아실트란스페라제(LCAT)치가 감소하기 때문이다. 또한 비정상 지단백질인 지단백질 X(lipoprotein X)가 발견되는데, 이는 자유형 콜레스테롤과 레시틴이 혈액내에 함유되어 있기 때문이며 전자현미경 검사상 이층 판으로 나타난다.

4) 기타 단백질

알부민과 혈액응고인자 이외에도 면역 글로불린을 제외하고 많은 단백질들이 간에서 합성된다. 따라서 간세포의 합성능력이 비정상일 때 여러 가지 단백질의 혈장내 농도가 낮아진다. 여러 단백질들 중에서 그 동안 임상적으로 관심을 끌어온 것들은 알파-1-항트립신, 합토글로빈, 세룰로플라스민, 트

개요 5.28

간의 합성능력을 반영하는 기타 단백질

1. 알파-1-항트립신(α-1-antitrypsin)
2. 합토글로빈(haptoglobin)
3. 세룰로플라스민(ceruloplasmin)
4. 트란스페린(transferrin)
5. 보체(complement)
6. 기타

란스페린 및 혈청 보체 등이다(개요 5.28). 그러나 이들 중 일부는 급성기 반응물질이기 때문에 급성 염증이 있을 때 간기능 이상과 무관하게 일시적으로 상승할 수 있다.

5. 기타 간기능검사

1) 아미노산 대사

아미노산은 식이에 의해서 섭취되거나 조직이 파괴될 때 생성되어 혈액을 통해 간에 도달한 후 대사되어 제거된다. 간기능이 감소하면 인체에 아미노산의 양이 많아지고 이에 따라 아미노산뇨증이 발생하며 일부 환자에서는 아미노산혈증이 발생한다. 그러나 실험적으로 이러한 임상소견을 확인하기 위해서는 최소한 85% 이상의 간세포기능이 감소해야 한다. 즉, 심한 간부전증이 있을 때에야 비로소 임상적으로 아미노산 대사장애를 관찰할 수 있다.

간기능 장애가 있으면 일반적 혹은 선택적 아미노산뇨증이 나타난다. 급성 간부전증 환자에서 특히 시스틴과 티로신의 소변을 통한 배설이 증가하는 경우가 드물지 않은데 이런 경우 해당 환자의 예후는 매우 나쁘다. 간부전증 환자에서는 흔히 방향족 아미노산, 즉 티로신, 페닐알라닌 및 메티오닌의 혈중 농도가 상승하고, 지방족 아미노산인 발린, 류신 및 이소류신의 혈중 농도는 저하된다. 이런 변화는 간세포의 기능장애, 문맥-전신계 측부순환, 고인슐린혈증 그리고 고글루카곤혈증에 기인한다.

2) 지질 및 지단백질 대사

앞에서 콜레스테롤에 대해 설명할 때 일부 기술한 바 있지만 일반적인 지질 및 지단백질 대사에 대해 정리할 목적으로 여기에 다시 요약한다.

심한 급성 혹은 만성 간부전증이 발생하면 콜레스테롤 합성이 감소하여 혈청 콜레스테롤치가 낮아진다. 그리고 간기능이 회복하면 혈청 콜레스테롤치는 다시 상승하여 정상화한다. 그러나 간질환뿐 아니라 어떤 원인으로 인해서든지 영양결핍이 동반된 경우에도 혈청 콜레스테롤치는 저하될 수 있다.

담즙정체가 있는 환자들에서는 혈청 콜레스테롤치와 중성지방치가 상승한다. 혈중 콜레스테롤 에스테르 역시 증가하지만 전체 콜레스테롤 농도에서 차지하는 비율은 오히려 감소한다. 이는 혈중 레시틴 콜레스테롤 아실트란스페라제(LCAT)치가 감소하기 때문이다. 또한 비정상 지단백질인 지단백질X(lipoprotein X)가 발견되는데, 이는 자유형 콜레스테롤과 레시틴이 혈액내에 함유되어 있기 때문이며 전자현미경 검사상 이층 판으로 나타난다.

3) 탄수화물 대사

간은 포도당을 비롯한 탄수화물 대사에 매우 중요한 장기이다. 따라서 급성 간부전증 환자에서는 혈당치가 급격히 하강하여 심한 저혈당으로 치명적인 합병증을 초래할 수 있다. 만성 간부전증에서는 이런 현상이 흔치 않으나 급성기 환자에서 저혈당이 발생하는 경우는 드물지 않다.

만성 간질환 환자들 중에 경구 혹은 경정맥 당부하 시험에서 비정상소견을 나타내는 예들은 드물지 않다. 이들은 상대적 인슐린 저항성을 보이며 종종 당뇨병을 동반하기도 한다.

6

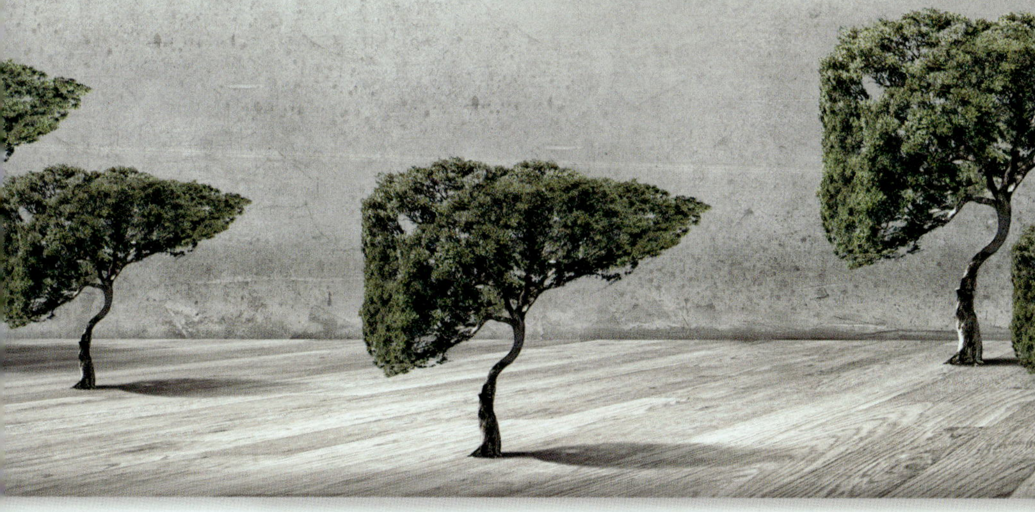

간단한 간기능검사의 효과적 임상 적용

간기능을 평가하기 위해, 좀 더 정확하게 표현하면, 간에 나타나는 중요한 장애들(간세포 파괴, 간기능 이상, 담즙정체 등)을 파악하고 그 원인을 분석하기 위해 어떤 검사법을 사용할 수 있는지에 관해서는 앞 장에서 자세하게 기술하였다. 물론 간담도 질환의 세부적 감별 진단을 위해서는 다음 단계로 추가 검사들을 시행할 필요가 있다. 다시 말해, 필요에 따라 초음파검사(ultrasonography, USG), 전산화 단층촬영(computerized tomography, CT), 자기공명영상 등의 영상 검사를 포함한 최신 검사기법들을 이용하여 간기능 이상을 유발하는 구체적인 원인을 감별해 나가야 한다. 앞으로 우리가 함께 사례를 연구해 나갈 때 이 과정의 일부를 소개할 예정이다. 간단한 간기능검사를 통해 감별해야 할 질병들을 범주화한 후, 임상적 판단을 확인하거나 좀 더 세밀한 세부 진단을 위해 어떤 검사를 시행해야 하는지에 대해 사례별로 설명할 예정이다. 그러나 이 책의 목적이 임상적으로 흔히 사용하는 간단한 간기능검사를 좀 더 효율적으로 이용하는 방법을 익히는 데 있기 때문에, 간기능검사 이후에 시행하는 추가 검사법에 관한 구체적인 설명은 가능한 한 줄이려고 한다.

이 장에서는, 임상적으로 손쉽게 얻을 수 있는 검체를 이용하여 간단하게 시행할 수 있으면서도 환자에게 유용한 간기능검사에는 어떤 것이 있는지, 이 검사 항목들을 가장 효과적으로 임상에 적용하는 길은 무엇인지에 대하여 고찰하기로 한다.

1. 임상에서 오랫동안 전통적인 간기능검사를 이용하는 이유

어떤 질병의 진단을 위해 사용하는 검사법은 그 정확도(accuracy)가 우수할수록 임상적 효용가치가 높다. 즉, 검사의 민감도(sensitivity)와 특이도(specificity)가 높으면 높을수록 임상에서 사용하는데 유리할 것이다. 한편,

현대의학이 급속도로 발전하면서 다양한 진단법들이 계속해서 개발되어 왔고 이에 따라 좀 더 정확한 진단이 가능해진 것도 사실이다. 그리고 최근 들어 의료에서 효율을 점점 더 강조하게 되면서, 많은 임상의사들은 결과를 분석하고 해석함에 있어서 이견의 여지 없이 명확한 검사법들을 선호하게 되었다. 더욱이, 환자와 의사 간 진료실 갈등이 집중적으로 조명되고 있는 요즘에는 특히 최신 검사법에 의존하는 경향이 많아졌다. 의사와 환자들은 일반적으로 해석에 이견의 여지가 많은 '간기능검사'보다 명확하고 이견의 여지가 적은 '자기공명영상'에 의존하려는 경향이 있다.

그러나 진단 능률이 높은 검사법들은 대개 검사방법이 복잡하고 검사 시간이 많이 소요되며 검사비도 비싸다. 또한 아무리 진단 능률이 높은 검사라 할지라도, 현존하는 진단 검사들 중 정확도가 100%인 검사는 없다. 다시 말해, 어떤 검사도 위양성(false positive)이나 위음성(false negative)의 결과를 나타낼 수 있기 때문에, 검사 결과를 해석함에 있어서 세심한 주의가 필요하다. 그리고 MRI로는 진단할 수 없지만 LFT로 확인할 수 있는 경우도 있다. 예를 들어, 담석이 총담관(common bile duct)을 폐쇄하여 심한 복통을 일으켰다가 장관으로 빠져나간 환자를 머릿속에 그려보자. 환자는 심한 복통에 놀라 병원 응급실을 방문했을 것이다. 이 경우에, 담당의사가 병력을 꼼꼼하게 청취하고 신체검사를 한 후에 간단한 간기능검사를 시행하면 이 과정을 어렵지 않게 진단할 수 있다. 그러나 병력청취, 신체검사 그리고 간단한 간기능검사를 가볍게 여기거나 해석할 능력을 갖고 있지 못하여 USG, CT 혹은 MRI를 이용하여 환자의 상태를 진단하려고 한다면 복잡하고 검사비가 비싼 검사를 시행했음에도 불구하고 아무런 단서를 찾을 수 없을 것이다. 즉, 담도를 막았던 담석이 벌써 총담관에서 빠져나간 이후이기 때문에 영상검사만으로 환자의 복통이 일시적 담도 폐쇄 때문이었다는 사실을 진단할 수 없다는 말이다.

최신 검사법을 사용하지 말자는 주장이 아니다. 간담도 질환 환자의 진단을 위해 어떻게 하는 것이 최상의 진료 성과를 얻을 수 있는 일이고, 어떻게 하는 것이 궁극적으로 환자에게 최대한의 이익을 가져다 줄 수 있는 길인지 고민할 필요가 있다는 점을 강조하고 있는 것이다. 병력청취와 신체검사를 통해 의심의 단서(index of suspicion)를 가지고 간단한 검사로부터 복잡한 검사에 이르기까지 단계적으로 수행할 필요가 있다. 그렇게 함으로써 임상적 과실의 가능성을 줄이고 좀 더 효율적으로 최종 진단에 이를 수 있으며 종국에는 진료성과를 극대화할 수 있을 것이다.

전통적인 간기능검사는 매우 오래된 검사법이고 진단 능률이 낮을 수도 있는 검사법이다. 예민도가 낮아 간기능 이상을 예민하게 반영하지 못할 수도 있고 특이도가 낮아 어떤 상태가 존재하지 않음을 나타내지 못할 수도 있다. 이 검사법의 의미를 피상적으로 이해하거나 이를 효과적으로 사용할 줄 모르는 이들에게는 더욱 그렇다. 그러나 간단한 간기능검사가 그토록 오랫동안 많은 환자들에게 시행되어온 이유가 분명히 있을 것이다. **잘 사용하면** 간담도 질환을 진단하는데 크나큰 도움을 얻을 수 있기 때문일 것이다. 특히, 진단 과정의 초기에 사용하는 검사법으로서 매우 유용하게 임상에 적용할 수 있다. 물론 **잘 이용해야 한다는 전제조건**이 있다. 필요에 따라 적절한 간기능검사를 시행하고 수집한 결과를 제대로 분석해서 가장 정확하고 풍성한 정보를 얻어내며 그 정보를 이용하여 궁극적으로 환자에게 이익을 가져다 줄 수 있어야 한다. 간단한 말로 짧게 표현했지만 이와 같이 간기능검사를 잘 이용하기 위해서는 여러 가지 요령과 기술이 필요하다. 그리고 다양한 사례 분석을 통한 끊임없는 수련이 반드시 선행되어야 한다. 간단한 간기능검사를 이용해 정확하고 풍성한 정보를 얻고 임상에서 이를 적절하게 이용하는 일은 예술혼이 뛰어난 화가가 각고의 노력과 단련 끝에 훌륭한 작품을 그려내는 것에 비견할 수 있을 것이다.

이제부터 임상에서 간기능검사를 **잘 이용하기 위한** 훈련을 시작하기로 하자.

우리가 어떤 도구를 자유자재로 사용하려면 우선 다루기 쉬운 도구를 찾아야 한다. 도구를 사용하는 사람과 도구가 한 몸이 되어야 사용자가 도구를 적재적소에 원하는 대로 쓸 수 있을 것이다. 방법이 복잡하거나 시간과 비용이 많이 소요되면 사용자는 그 도구를 사용하는데 불편을 느낄 것이다. 그 결과, 그 도구를 사용할 마음이 사라질 수도 있을 것이다. 김치찌개를 맛있게 끓여내는 요리사가 있다고 하자. 요리사가 요리를 하기 위해서는 칼, 도마, 냄비 등이 필요하고 적절히 사용할 수 있는 가열 도구도 필요하다. 이와 같은 도구들은 요리사가 쉽게 구비할 수 있고 익숙하게 사용할 수 있어야 한다. 김치찌개를 끓이는 데 대형 식당에서 쓰는 자동화 기계나 대형 오븐이 필요하지는 않을 것이다.

도구를 잘 사용하고자 하는 사람은 도구 사용법을 숙지하고 있어야 한다. 또한 도구를 가장 효과적으로 시용할 수 있도록 스스로를 단련하기 위해서는 도구를 사용한 경험이 많아서 이에 숙련된 사람의 도움이 필요할 수 있다. 그들은 수많은 시행착오를 거쳐가며 도구 사용법을 익혀왔을 것이기 때문에 도구를 가장 잘 사용하는 방법에 대해 중요한 요령을 말해줄 수 있을 것이다. 다시 김치찌개를 맛있게 끓이는 요리사를 생각해 보자. 그 요리사가 처음부터 그렇게 맛있는 김치찌개를 끓이지는 못했을 가능성이 높다. 천재적인 소질이 있지 않고서야 어느 누가 처음 받아 든 레시피만 보고 맛있는 김치찌개를 끓여낼 수 있겠는가? 요리사는 숙련된 선배의 경험을 물려받았든지 혹은 수없이 많은 연구와 시행착오 끝에 지금의 귀한 기술을 가질 수 있었으리라 짐작된다. 그러므로 우리가 도구 사용법을 숙지하려면 도구 사용에 꼭 필요한 요령을 열린 마음으로 받아들여야 할 것이다.

도구를 잘 사용하여 원하는 목적을 달성하려면 사용법을 숙지하는 것만으로는 부족하며 실습이 필요하다. 기술을 단련하기 위해서는 실제로 도구를 사용해 보아야 한다. 실제 사례에서 소위 도구를 사용하다 보면 무엇이 중요한지 무엇을 좀 더 단련해야 하는지 등을 알아낼 수 있다. 그럼으로써 차츰 기술수준이 향상되고 끝내 숙련자가 되는 것이다. 요리사도 맛있는 김치찌개를 끓이기 위해서는 요리방법을 숙지한 다음에 김치찌개를 직접 끓여 보아야 한다. 그러면, 어느 정도로 숙성한 김치를 사용하는 것이 최상의 맛을 내는지, 김치가 덜 숙성되었을 때에는 어떻게 맛을 보완하는지, 돼지고기에 포함된 비계는 어느 정도가 적절한지, 언제 돼지고기를 냄비에 넣어야 하는지, 물의 양은 어떻게 조절하는지 등을 고민하게 되고 이에 관한 귀중한 기술을 몸소 터득하게 될 것이다. 그리고 이런 과정을 거쳐 요리사는 끝내 정말로 맛있는 김치찌개를 끓여낼 수 있을 것이다.

그러면 이제부터, 임상에서 가장 손쉽게 얻을 수 있는 검체를 이용하여 가장 간단한 간기능검사를 시행하고 그 결과를 가장 효과적으로 분석하여 최대한의 정보를 얻어낼 수 있는 능력을 갖출 수 있도록 함께 노력해 보기로 하자.

2. 임상에서 사용하기 편리한 간기능검사

앞 장에서 간기능을 파악할 수 있는 여러 가지 검사법에 대해 자세히 소개하였다. 그러나, 이 검사법들 중 일부는 그 방법이 복잡하여, 검체를 얻기 수월하지 않아서, 검사 시간이 오래 걸려서, 혹은 검사 비용이 많이 소요되어서 임상적으로 이용하기 어렵다는 사실을 재삼 언급하지 않을 수 없다.

이 책의 목적이 간단한 간기능검사를 이용하여 좀 더 정확하고 풍부한 정보를 얻을 수 있는 능력을 배양하도록 하는데 있기 때문에, 이제부터 우리는 가능하면 손쉽게 얻을 수 있는 검체를 이용하여 간단하게 검사할 수 있는 간기능검사 항목들을 대상으로 간기능검사를 시행하고 해석하는 연습을 할 필요가 있다. 그러므로 우리의 논의는 간단한 간기능검사를 효율적으로 이용할 수 있는 방법을 소개하는 데 초점을 맞추고자 한다. 이를 위해서는 우선 검체를 손쉽게 구할 수 있고 검사 방법이 간단하며 검사 시간이나 비용이 적게 소요되는 간기능검사 항목들을 선별할 필요가 있다.

박스 6.1에 임상에서 손쉽게 얻을 수 있는 검체들과 이를 이용한 간기능검사 항목들을 열거하였다. 혈액, 소변 그리고 대변이 임상에서 손쉽게 구할 수 있는 검체라는 데에는 누구나 동의할 것이다. 언제든지 얻을 수 있고 수월하게 검사 준비를 마칠 수 있다. 검사에 소요되는 시간도 매우 짧다. 원심분리기와 자동분석기만 준비되어 있으면 한 시간 내에 혈청 생화학검사를 끝낼 수 있다. 소변 검사도 검사 스트립과 현미경만 있으면 짧은 시간내에 마칠 수 있다. 대변은 그냥 육안으로 확인하면 된다. 얼마나 간단한 검사들인가? 필자 역시 수십 년 동안 간질환 환자들을 진료하면서 주로 박스 6.1에 열거한 검사항목들을 이용하여 간기능을 분석해왔음을 고백한다.

박스 6.1 임상에서 손쉽게 얻을 수 있는 검체와 이를 이용한 간기능검사 항목들

혈액(혈청)

- 간효소치
  - 트란스아미나제(AST, ALT)
  - 알칼리성 포스파타제(ALP)
  - 감마 글루타밀 트란스펩티다제(γ-GTP)
- 빌리루빈치(bilirubin)
- 총단백질/알부민치
- 콜레스테롤치
- 프로트롬빈 시간

소변

- 빌리루빈
- 우로빌리노겐

대변

- 육안검사(색깔)

앞으로 간기능검사를 시행하고 그 결과를 분석하는 과정은 모두 위에 열거한 검사항목에 초점을 맞추고자 한다. 그럼으로써 최신 의료시설이 구비되어 있지 않은 의료환경에서도 의료인들이 간단하게 간기능검사를 시행하고 그 결과를 분석하여 얻은 정보들을 임상에서 효율적으로 이용할 수 있을 것으로 믿기 때문이다.

3. 간기능검사 결과로부터 다량의 정확한 정보를 얻는 요령

1) 간기능을 네 가지 범주로 나누어 분석

앞에서 기술한 바와 같이, 간기능검사는 주로 간세포의 제거 및 배설 능력 그리고 합성 능력을 평가함은 물론 간세포 괴사와 담즙 정체의 유무와 정도를 측정한다. 그러므로 간기능검사 결과를 이해하고 해석함에 있어서 위에 열거한 네 가지 주요 범주를 구분하여 평가하는 습관은 매우 중요하다. 필자의 경험에 비추어보면, 간기능검사 결과를 분석함에 있어서 간기능을 우선 위에 열거한 네 가지 범주로 구분하는 방법이 좀 더 정확하고 풍부한 정보를 얻어낼 수 있는 비결인 것 같다.

네 가지 주요 범주를 평가하기 위해 임상에서 흔히 사용하는 간단한 검사 항목들을 그림 6.1에 정리하였다. 앞으로 간기능검사 결과를 분석할 때에는 우선적으로 검사 항목들을 그림 6.1에 소개한 네 가지 범주로 나누어 분석하고 이를 통해 각 범주에 해당하는 간기능 상태가 어떠한지를 파악하는 습관을 가지기로 하자. 다시 말해, 소변 빌리루빈과 우로빌리노겐의 검출 여부와 정도, 혈청 빌리루빈치와 대변 색깔을 종합하여 간세포의 **제거 및 배설능력**을 평가하고, 혈청 알부민치, 콜레스테롤치와 프로트롬빈 시간을 함께 분석하여 간세포의 **합성능력**을 평가하자는 제안이다. 그리고 **간세포 괴사**의 유무와 정도를 파악하는 데에는 혈청 AST치, ALT치와 함께 AST/ALT치의 비율도 함

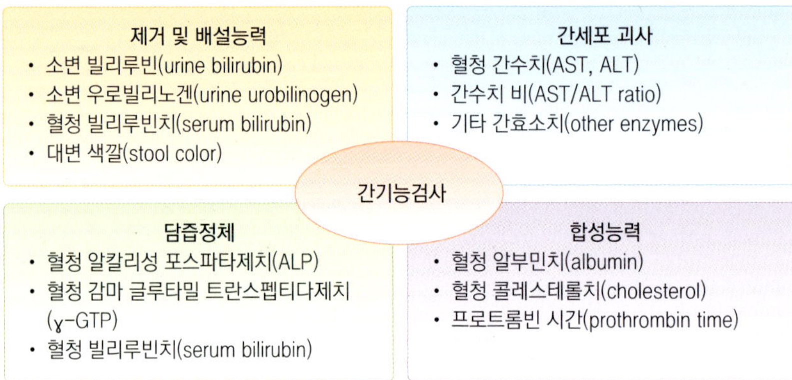

그림 6.1 간기능검사의 구성요소와 검사항목

간기능검사 항목들을 네 가지 주요 범주로 나누어 분석함으로써, 간세포의 제거 및 배설능력, 합성능력, 간세포 괴사와 담즙정체의 유무 및 정도를 구분하여 파악할 필요가 있다.

께 분석하고, **담즙정체**에 관한 간기능을 분석함에 있어서는 혈청 ALP치, 혈청 γ-GTP치 그리고 혈청 빌리루빈치를 종합하여 분석하자는 뜻이다.

2) 정상 범위에 대한 재고

간기능검사 결과를 분석할 때 가장 먼저 하는 일은 결과가 정상인지 비정상인지(정상보다 높은지 혹은 낮은지)를 구별하는 것이다. 많은 이들은 간기능검사 항목마다 정상 범위가 잘 알려져 있는데(병원마다 검사 방법에 따라 약간의 차이가 있을 수 있지만) 정상 여부를 확인하는 일에 무슨 어려움이 있겠느냐고 얘기한다. 그렇기 때문에, 간기능검사 방법이나 정상 범위 산출방법에 생소한 일반인들 혹은 일부 의료인들은 간기능검사 결과지에 표시된 붉은색 혹은 푸른색 숫자만(정상을 벗어난 결과를 눈에 띄게 하기 위해 붉은색이나 푸른색으로 표시하는 경우가 흔함) 찾아 읽기 쉽다.

그러나 정상과 비정상을 구별하는 것이 그렇게 간단하지 않다. 수치가 제시된 정상 범위를 벗어나 현저하게 높거나 낮아져 있는 경우, "수치가 정상보다 높다" 혹은 "수치가 정상보다 낮다"고 판단하는 일은 어렵지 않다. 하지만 측정치가 정상 범위 근처에 있을 때 이를 어떻게 해석할 것인가? 그냥 정상이라고 판단하고 넘어가도 좋을까? 측정치가 평균치 부근(많은 경우, 정상 범위의 한 가운데)인 사람과 똑같이 취급해도 좋단 말인가? 이에 대한 답을 얻기 위해서는 조금 복잡하더라도 검사 항목의 정상 범위 산출방법에 관해 이해할 필요가 있다.

일반적으로 어떤 측정치의 정상 범위는 많은 수의 일반인을 대상으로 측정한 결과를 통계학적으로 분석하여 산출한다. 즉, 혈청 알부민치, 빌리루빈치 혹은 콜레스테롤치 등은 많은 수의 일반인에서 시행한 혈청 생화학검사 결과를 분석하여 정상 범위를 산출하는 것이다. 또한 체중, 신장, 체질량 지수 등도 같은 방법으로 정상 범위를 구해낸다. 우선 측정치 분포를 관찰하여 정규분포(normal distribution)인지 여부를 확인한다. 참고로 앞에 예시한 항목들은 모두 정규분포를 나타내는 것들이다. 정규분포가 확인되면 통계학적으로 평균치(mean, M)와 표준편차(standard deviation, SD)를 산출한다. 한편, 혈청 GOT나 GPT치, 혹은 ALP치 등은 정규분포를 나타내지 않는다. 이런 경우에는 정규분포를 나타낼 수 있도록 적절한 방법으로 측정치들을 변환시킨 후에 평균치와 표준편차를 산출한다. 혈청 GOT치나 GPT치는 로그(logarithmic) 변환이 적절하다.

정상 범위는 이와 같이 산출한 평균치와 표준편차를 이용하여 결정한다. 평균치를 기준으로 표준편차의 2배를 더하여 정상 범위의 상한을 정하고 표준편차의 2배를 빼서 하한을 정한다. 즉, 정상 범위는 M−2SD 이상, M+2SD 이하라는 뜻이다. 이때, 하한값이 음수로 계산되면 정상 범위를 M+2SD 이하로 표기한다. 이와 같이 측정치의 정상 범위를 산출할 때, 산출을 위해 측정한 대상인 '정상인' 중에 정상이 아닌 사람이 포함되었을 경우가 걱정된다. 이런 돌발 변수의 영향의 줄이기 위해, 대상예들 중 평균치에서 세 배의 표준편차 밖에 있는 대상예를 제외한 후, 나머지 대상예의 측정치만을 이용하여 위에 설명한 방법으로 다시 평균치와 표준편차 그리고 정상 범위를 산출하기도 한다.

이와 같은 정상 범위 산출 과정을 이해한다면, 어떤 간기능 검사항목의 결과가 평균치 근처인 경우와 상한 혹은 하한 근처인 경우를 동일하게 취급해선 안 되겠다고 생각할 수 있을 것이다. 이 경우 필자는 "지극히 정상"이라고 평가하거나 "정상 범위 내에서 높은 편" 혹은 "정상 범위 내에서 낮은 편"이라 해석한 후 다음 단계로 넘어간다. 검사 결과가 경계선에 있는 경우에는 나중에 최종적으로 아무 문제없는 것으로 판단 할 수도 있고, 다른 결과들과 종합하여 어떤 의미가 있는 것으로 분석할 수도 있을 것이다. 이와 같이, 정상과 비정상 이외에 '보류' 판정을 하는 방법은 간기능검사 결과로부터 보다 정확하고 풍부한 정보를 얻어내는 중요한 요령들 중 하나이다.

3) 이상소견 중증도의 반정량적 분석

어떤 간기능검사 항목의 결과가 이상소견을 나타낼 때 그 이상소견이 어느 정도로 정상에서 벗어나 있는지를 판단할 필요가 있다. 즉, 정상 범위로부터 어느 정도 높은지 혹은 어느 정도 낮은지를 분석할 필요가 있다는 얘기이다. 이상소견의 중증도(severity)에 따라 간기능 이상을 일으키는 원인이 다를 수 있기 때문에, 이러한 분석은 간세포기능의 정도, 간세포 괴사의 속도 혹은 담즙정체의 중증도를 정확하게 진단하여 향후 치료계획을 수립하는데 그리고 환자의 예후를 예측하는데 중요한 지표를 제공할 수 있다. 또한 간기능 이상의 원인을 감별하는 데에도 매우 중요한 단서를 시사할 수 있다.

혈청 알부민치를 예로 들어보자. 정상 혈청 알부민치는 3.5g/dL 내지

5.2g/dL이다. 간경변증 환자인 김 아무개 환자의 혈청 알부민치가 3.3g/dL이고 역시 같은 질병으로 진단받은 최 아무개 환자의 혈청 알부민치가 2.1g/dL라고 가정해 보자. 두 환자의 혈청 알부민치가 저하되어 있다는 사실은 동일하지만, 그 중증도가 매우 다르고 또한 이상소견이 갖는 의미 역시 천양지차이다. 김 아무개 환자는 저알부민혈증이 경미하여 저염식이를 권하며 경과관찰해도 좋지만, 최 아무개 환자는 저알부민혈증이 매우 심한 상태로서 간세포기능이 저하되어 알부민 합성이 줄어든 것 이외에 다른 원인으로 인해 혈청 알부민치가 현저하게 저하되었는지 여부를 시급히 확인해야 한다. 즉, 출혈이 동반되지 않았는지, 복막염 같은 감염증이 발생하지 않았는지 등을 서둘러 확인할 필요가 있다. 그리고 정맥주사를 통해 알부민을 보충해주는 치료도 서둘러야 한다. 그렇지 않으면, 신부전증이나 간성 혼수를 유발할 수 있기 때문이다.

따라서 간기능검사 결과에서 이상소견을 발견하면, 다음 단계로서 그 중증도가 어느 정도인지를 최소한 반정량적으로 분석할 필요가 있다. 즉, 가벼운(약간), 중등도(중간 정도) 그리고 심한(현저한) 정도로 구분하는 습관이 필수적이다. 물론, 어느 정도가 경도이고 어디부터가 심한 정도인지 명확히 정해진 것은 없다. 판단이 애매한 경계 부위가 있을 수 있고, 이 경우 판독자에 따라 의견이 다를 수도 있다. 그러나 그런 정도의 오차는 임상적으로 큰 문제가 되지 않는다. 경미한 정도의 이상소견을 심하다고 판단하지만 않는다면 우리가 간기능검사 결과를 분석하여 얻고자 하는 본래의 목적을 성취하는 데 방해가 되지 않는다.

필자는 이와 같이 판단하기 애매한 경우 애매한 상태 그대로 기술해 둔다. 즉, 이상소견이 가벼운지 혹은 중간 정도인지 판단하기에 애매하면, "경도 내지 중등도"나 "경도 혹은 중등도"로 적어두고 다음 단계로 넘어간다. 이상소견이 경도인 경우도 분석하고, 이상소견이 중등도인 경우도 분석해볼 생각을 갖는다는 말이다. 이런 경우가 그렇게 많지는 않지만, 필자와 같은 분석 태도도 긍정적으로 검토해 볼만하다고 생각한다.

4) 시간경과에 따른 변화

간기능검사 이상소견의 시간경과에 따른 변화 역시 임상적으로 매우 중요한 정보를 제공한다. 시간에 따른 변화를 분석함으로써 간손상이 일회성인지 반복적인지를 구별할 수 있고 현재 상태가 악화하는 과정인지 회복기에 접어들었는지를 파악할 수도 있다. 또한 그 변화를 분석함으로써 간기능 이상의 원인을 감별할 수 있는 경우도 있다.

담석에 의해 간기능 검사상 이상소견이 나타난 환자를 상정해 보자. 환자의 병력과 증상 그리고 신체검사 소견이 간기능검사상 이상소견과 함께 진단에 도움이 된다. 물론, 병력청취, 신체검사와 간기능검사에서 담석증이 의심되면 의사들은 초음파검사 등의 영상검사를 통해 담석을 확인함으로써 확진하려고 한다. 그런데 공교롭게도 그 시점에 담석이 저절로 빠져나가서 환자에게 아무런 증상이 남아있지 않고 신체검사에서 이상소견도 없으며 더군다나 영상검사에서 담석이 확인되지 않는다면 이 난처한 상황을 어떻게 할 것인가?

그러나 너무 걱정하지 않아도 된다. 우리에게는 자비로운 간기능검사가 있지 않은가? 담도를 막고 있던 담석이 담관으로부터 빠져나가 통증이 사라지고 소변색이 맑아져도 담도 폐쇄로 인한 우상복부 압통이 거짓말처럼 사라져도 초음파검사나 담관조영술로 담석을 증명할 수 없어도 담석이 담도를 막았다 빠져나갔다는 흔적은 고스란히 간기능검사 결과에 남아있기 때문이다. 다시 말해, 담석에 의한 일시적 담도 폐쇄가 유발한 간기능검사 이상소견이 무엇인지 담석이 빠져나간 후 이러한 이상소견이 어떻게 변화하는지를 알고 간기능검사 결과를 제대로 분석할 수 있는 임상의사는 비록 담석이 빠져나간 후라 할지라도 담석이 남긴 흔적을 파악할 수 있다.

기왕에 마술 같은 간기능검사의 능력에 대해 설명한 김에 담석에 의한 일시적 담도 폐쇄가 발생했을 때 간기능검사의 어떤 항목이 어떻게 변화하는지에 대해 조금 더 자세히 짚고 가기로 하자.

담석이 갑자기 총담관을 폐쇄하면 담관의 압력이 상승하고 이에 따라 간담도 속에 내포된 효소들이 혈액으로 유리된다. 즉, 혈청 GOT, GPT 그리고 ALP치가 즉각적으로 그리고 매우 현저하게 상승한다. 정상 수치의 몇 배 정도 상승하는 것이 보통이고 정상의 열 배 이상 상승하는 사례들도 드물지 않다. 특히 혈청 GOT(GPT)치가 가장 먼저 그리고 가장 현저하게 상승한다. 다음으로 혈청 ALP치가 상승하고 뒤따라서 혈청 빌리루빈치가 높아진다(그림 6.2)

이러한 변화의 중증도는 담도 폐쇄의 정도와 기간에 따라 차이가 있을 수 있다. 특히 경도의 담도 폐쇄가 짧은 기간 동안 발생한 경우에는 혈청 빌리루빈치가 정상 범위를 벗어나지 않을 수도 있다. 그러나 이 경우에도 혈청 빌리루빈치가 '정상 범위 내에서 높은 편'일 수 있다. 이와 같이 상승한 간담도효소 수치와 빌리루빈치는 담도가 개통되면, 즉 담석이 담관에서 빠져나가면 빠른 속도로 정상화한다. 이때에도 반감기가 짧은 GOT(GPT)치가 가장 먼저 하강하고 ALP치 그리고 빌리루빈치의 순서로 정상화한다. 그렇기 때문에, 비록 모든 증상과 징후가 사라지고 영상검사에서 담석을 확인할 수 없는 경우라 할지라도 일정기간 동안 간기능검사상 이상소견이 남아 있게 되고 시간 경과에 따라 특징적인 변화를 보이는 것이다. 일시적 급성 담도 폐쇄 후에 간기능검사 이상소견이 이와 같이 변한다는 사실을 기억하고 담석증이 의심되는 환자를 진료한다면 담당의사는 환자와 가족들로부터 '신통하다'거나 '점쟁이같다'는 얘기를 들을지도 모른다. 사실은 이 모든 것이 과학인데 말이다.

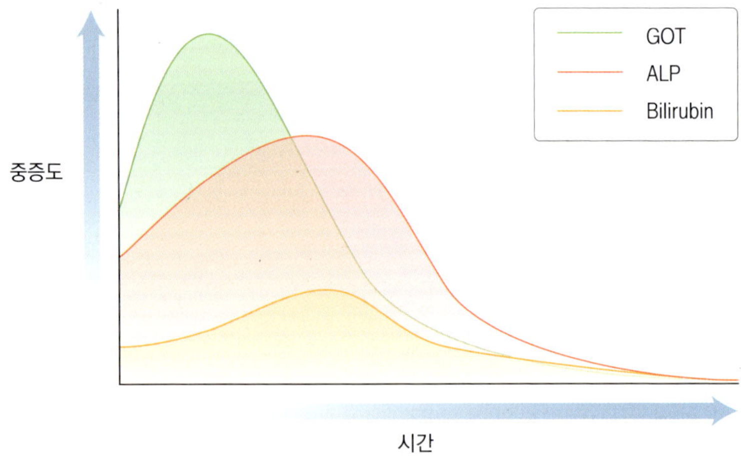

그림 6.2 일시적 급성 담도 폐쇄 환자에서 간기능검사 소견의 변화

[총담관 담석증으로 인해 담도가 폐쇄된 후에 담석이 담관에서 빠져나간 사례에서 혈청 GOT(혹은 GPT)치, ALP치 그리고 빌리루빈치의 시간경과에 따른 변화] 혈청 GOT(GPT)치가 가장 먼저 그리고 가장 현저하게 상승한다. 다음으로 ALP치가 상승하고 뒤따라 혈청 빌리루빈치가 높아진다. 이와 같이 상승한 간담도 효소 수치와 빌라루빈치는 담도가 개통하면, 즉 담석이 담관에서 빠져나가면 빠른 속도로 정상화한다.

일시적 급성 담도 폐쇄 환자에서 간기능검사 이상소견이 특징적인 변화를 나타내는 것과 같이, 담도 폐쇄가 장기간 지속되고 점진적으로 악화하는 경우, 즉 췌두부암종(pancreatic head cancer)이나 총담관(common bile duct), 파터 팽대부(ampulla of Vater) 혹은 십이지장에 발생한 종양 환자의 경우에도 특징적인 간기능검사 이상소견이 나타난다. 그러므로 일시적으로 담도가 폐쇄된 경우와 지속적이고 점진적으로 담도가 폐쇄된 경우에 간기능검사 결과가 어떻게 다른지를 알고 간기능검사 결과를 올바르게 분석하는 요령을 터득하면 간기능검사 만으로도 담석증에 의한 담도 폐쇄와 종양에 의한 담도 폐쇄를 감별할 수 있는 능력을 가질 수 있다.

그러면 이제부터, 예를 들어 췌두부암종 환자와 같이 담도 폐쇄가 장기간 지속되고 점차 악화하는 경우에 간기능검사상 어떤 이상소견이 나타나고 어떻게 변화하는지에 대해 검토해 보기로 하자(그림 6.3). 그림 6.2와 나란히 놓고 비교할 수 있도록 하기 위해 동일한 검사항목, 즉 혈청 GOT(GPT)치, 혈청 ALP치와 혈청 빌리루빈치의 변화만을 표시하였다. 그리고 시간 경과와 이상소견의 중증도를 x축과 y축에 동일한 척도로 표시하였다.

그림 6.3에 나타난 바와 같이, 혈청 GOT(GPT)치가 가장 먼저 상승하고, 다음으로 ALP치가 상승하며 뒤따라서 혈청 빌리루빈치가 높아진다. 그러나, 혈청 GOT(GPT)치는 일시적 급성 담도 폐쇄 때보다 상대적으로 낮은 정도

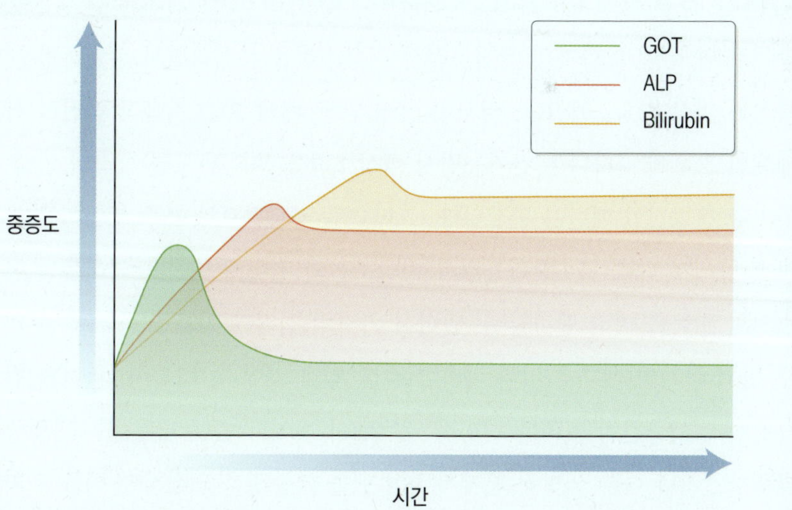

그림 6.3 지속적 점진적 담도 폐쇄 환자에서 간기능검사 이상소견의 변화
[췌두부암종 환자에서 관찰한 혈청 GOT(혹은 GPT)치, ALP치 그리고 빌리루빈치의 시간 경과에 따른 변화] 혈청 GOT(GPT)치가 제일 먼저 상승하고, 다음으로 ALP치가 상승하며 뒤따라서 혈청 빌리루빈치가 높아진다. 혈청 GOT(혹은 GPT)치는 상대적으로 낮은 수치를 나타내고, 일정 시간 후에는 점차적으로 감소하여 끝내 경미하게 상승한 상태를 유지한다. 반면에, 혈청 ALP치와 빌리루빈치는 지속적으로 높은 수치를 나타낸다.

의 상승을 나타내고 점차적으로 감소하여 일정 시간 후에는 끝내 경미하게 상승한 상태를 유지한다. 반면, 혈청 ALP치와 혈청 빌리루빈치는 일시적 급성 담도 폐쇄 때보다 두드러지게 높고 지속적으로 상승하여 현저하게 높은 상태를 유지한다. 이러한 차이는 매우 특징적이어서, 간기능검사상 이상소견에 대해 중증도와 시간에 따른 변화를 세심하게 분석한다면, 지속적 점진적 담도 폐쇄와 일시적 급성 담도 폐쇄를 어렵지 않게 감별할 수 있을 것이다.

지금까지 담도 폐쇄 사례에서 확인한 것처럼 간기능검사 결과의 시간 경과에 따른 변화는 임상적으로 유용한 정보를 풍부하게 제공함으로써 특히 간담도 질환 환자의 진단 및 치료에 큰 도움을 준다. 또한 환자의 경과를 관찰하고 예후를 평가할 수 있는 중요한 자료를 제공하기도 한다.

5) 다양한 상황에서 나타나는 전형적인 간기능검사 이상소견의 숙지

앞에서 담도 폐쇄 환자의 간기능검사 이상소견을 분석하면서 설명하였듯이, 특정의 임상 상황, 예컨대, 일시적 급성 담도 폐쇄 혹은 지속적 점진적 담도 폐쇄의 경우에 나타나는 간기능검사 이상소견을 분석해 보면 각각의 임상 상황마다 전형적인 패턴이 관찰된다. 그러므로 임상적으로 자주 부딪히는 다양한 상황에서 나타나는 간기능검사 이상소견의 전형적 패턴을 익혀두면 이상소견의 변화를 미리 예견할 수 있어서 환자의 진단과 치료에 큰 도움을 얻을 수 있고 환자의 예후를 미리 예측할 수도 있을 것이다. 더불어, 환자의 간기능검사 이상소견이 이러한 전형적 패턴에서 벗어나 있는 경우에는 합병증이 발생하였거나 다른 의학적 문제가 병발했을 가능성을 의심하여 이를 조기에 발견할 수도 있을 것이다.

간기능검사 이상소견의 전형적 패턴을 숙지함으로써 진료에 도움을 얻을 수 있는 임상적 상황은 수없이 많을 것이다. 그러나 그 중에서도 임상적으로 흔히 마주치는 상황이고 언제나 잊지 말고 기억해 두어야 할 간기능검사 이상소견의 전형적 패턴은 일 회의 급성 간손상 후 특별한 문제없이 자연적으로 회복하는 경우일 것이다. 급성 바이러스성 간염, 알코올이나 약물에 의한 급성 간손상, 수술 후에 나타나는 간손상, 간세포암종에 대한 비수술적 치료인 화학색전술 후에 흔히 발생하는 허혈성 간염 등의 경우에 만날 수 있는 임상 상황이 그것이다.

지금부터 일 회의 급성 간손상 후 자연적으로 회복하는 임상 상황에서 간기능검사 항목들이 전형적으로 어떤 변화를 보이는지에 대해 설명하고자 한다. 각각의 검사 소견들이 시간 경과에 따라 어떻게 변화하는지를 유심히 관찰하고 다른 항목의 소견들과 어떤 유기적 관계를 가지고 변화하는지도 살펴보기로 하자. 이와 같은 방법으로 간기능검사 이상소견의 변화 패턴을 익힐 수 있다면 일 회 혹은 몇 차례 시행한 간기능검사 결과에 대한 분석을 통해 환자의 현재 상태를 파악함은 물론 환자가 악화기에 있는지 회복기에 있는지까지 파악할 수 있기 때문에 추후에 환자 상태가 현재보다 나빠질지 나아질지를 예측할 수 있는 임상능력까지도 함양할 수 있을 것이다.

먼저 혈청 트란스아미나제치(GOT치와 GPT치)와 GOT/GPT비에 대해 살펴보자(그림 6.4). 급성 간손상 후 혈청 GOT치와 혈청 GPT치는 즉시 그리고 급격하게 상승한다. 그리고 곧 점진적으로 하강하여 정상화한다. 물론, 간손상의 정도에 따라 중증도, 다시 말해 간수치의 상승 정도에 차이가 있을 수 있다. 정상 GOT치와 GPT치는 모두 40IU/L 미만이다. 정상적인 경우에는 혈청 GOT치에 비해 혈청 GPT치가 높다. 이는 GPT의 반감기가 GOT에 비해 길기 때문이다. 그러나 급성 간손상이 발생하면 혈청 GOT치가 혈청 GPT치보다 빨리 그리고 높게 상승한다. 간 속에 GOT가 상대적으로 더 풍부하게 포함되어 있기 때문이다. 회복기에는 혈청 GOT치가 혈청 GPT치보다 빨리 하강한다. 이는 GOT의 반감기가 GPT보다 짧기 때문이다.

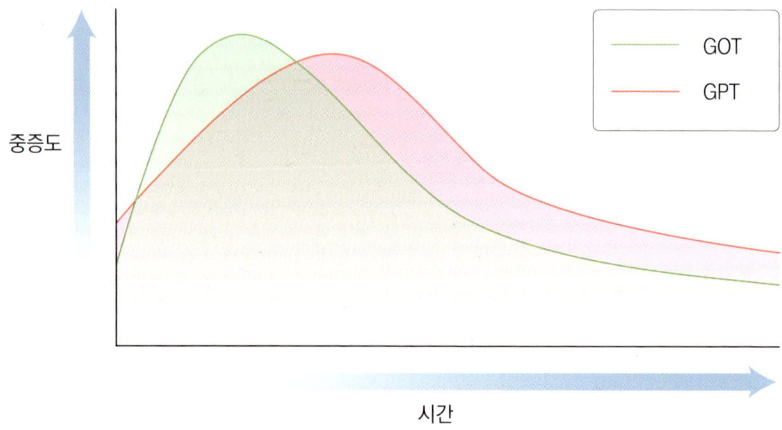

그림 6.4 급성 간손상 후 혈청 트란스아미나제치(GOT치와 GPT치)의 변화
급성 간손상 후 혈청 GOT치와 GPT치는 즉시 그리고 급격하게 상승한다. 그리고 곧바로 점진적으로 하락하여 정상화한다. 그리고 혈청 GOT치의 정점은 혈청 GPT치에 비해 높고 시간적으로 앞에 나타난다.

앞에서 설명한 급성 간손상 후의 혈청 GOT치와 GPT치 변화를 기억하면 혈청 GOT/GPT비가 시간 경과에 따라 어떻게 변화할 것인지를 어렵지 않게 유추할 수 있을 것이다. 즉, 혈청 GOT/GPT비는 간손상이 발생하기 이전에 1 미만이었다가 급성 간손상 후에 1 이상으로 바뀌고 회복기에 다시 1 미만으로 변화한다(그림 6.5).

급성 간손상 후 환자가 느끼는 증상은 일반적으로 피로감, 무력감 등 비특이적인 것들이다. 그리고 아무 증상이 나타나지 않는 경우도 드물지 않다. 환자의 증상은 혈청 GPT치가 정점을 지나면서 곧 사라진다(그림 6.6). 즉, 혈청 GPT치가 하락하기 시작하면 그 수치가 1,000IU/L를 넘는 경우에도 환자가 아무런 증상을 호소하지 않는 것이 일반적이다.

급성 간손상이 심하면 혈청 빌리루빈치가 상승할 수 있다. 이 경우에 혈청루빈치는 혈청 GOT치와 혈청 GPT치보다 늦게 상승하기 시작하여 정점에

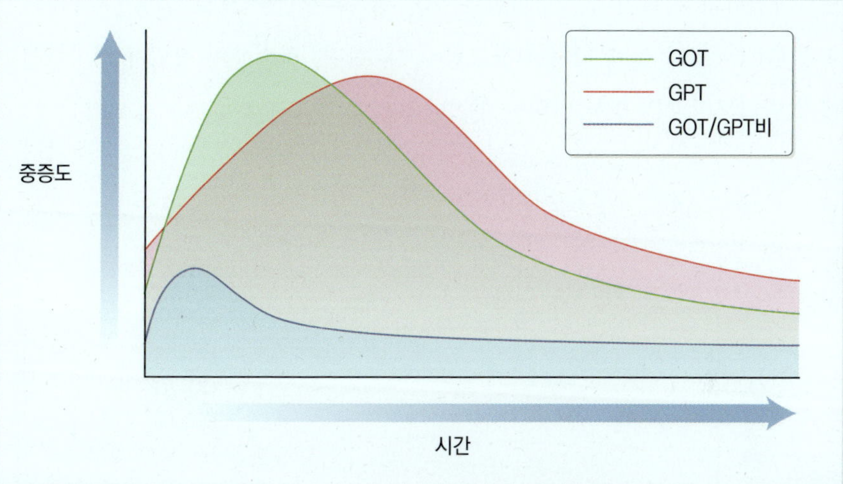

그림 6.5 급성 간손상 후 GOT/GPT비의 변화

GOT/GPT비는 간손상이 발생하기 이전에 1 미만이었다가 급성 간손상 후에 1 이상으로 바뀌고 회복기에 다시 1 미만으로 변화한다.

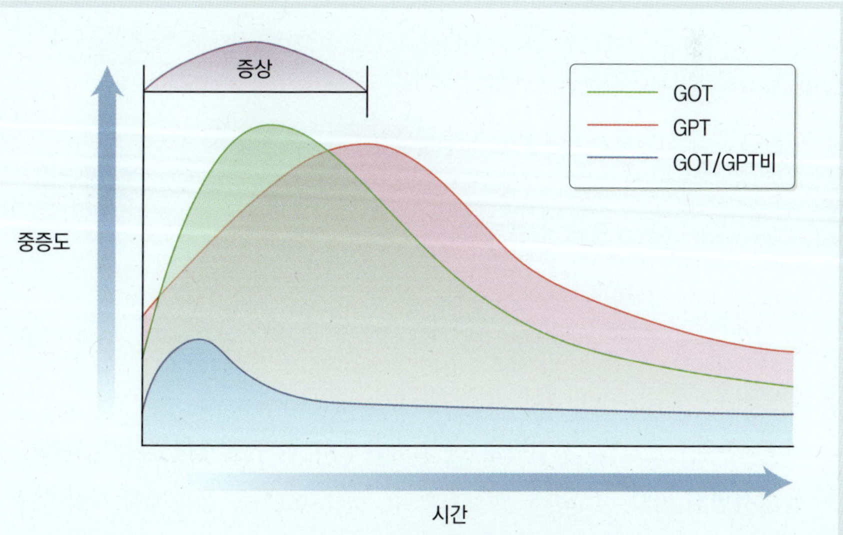

그림 6.6 급성 간손상 후 증상의 변화

증상은 대부분 비특이적이며 혈청 GPT치의 정점인 시점까지 나타났다가 곧 사라진다.

도달하였다가 회복기에 정상화한다. 즉, 정점은 시간적으로 혈청 GOT치와 혈청 GPT치보다 늦게 나타난다(그림 6.7). 한편, 간손상의 정도가 경미하면 혈청 빌리루빈치는 정상 범위를 벗어나지 않을 수도 있다.

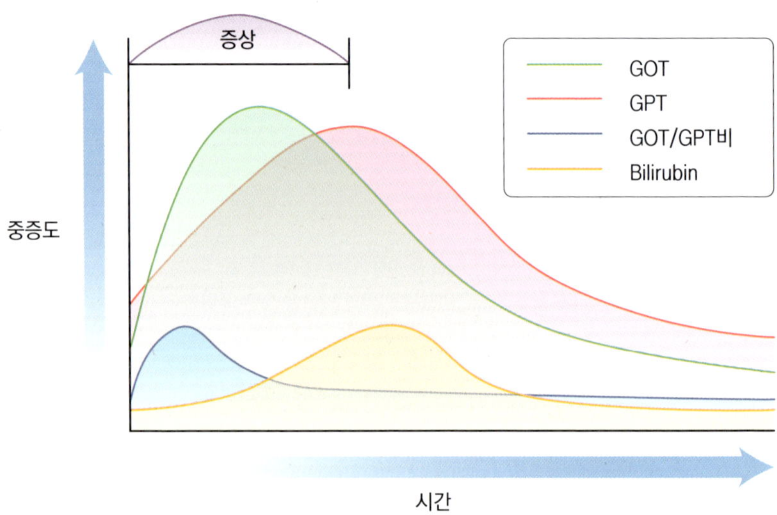

그림 6.7 급성 간손상 후 혈청 빌리루빈치의 변화

혈청 빌리루빈치는 혈청 GOT치와 혈청 GPT치보다 늦게 상승하기 시작하여 정점에 도달하였다가 회복기에 정상화한다. 정점은 시간적으로 혈청 GOT치와 GPT치보다 늦게 나타난다.

급성 간손상 후에, 비록 혈청 빌리루빈치가 정상인 경우에도, 소변 빌리루빈이나 우로빌리노겐이 검출될 수 있다.

소변 빌리루빈은 급성 간손상 후에 검출량이 점차 증가하였다가 회복기에 들어서면서 차츰 감소하여 정상화한다(그림 6.8). 즉, 음성에서 시작하여 악화기에 +, ++, +++로 변한 후에 회복기에 +++, ++, + 그리고 음성으로 변화한다. 소변 빌리루빈의 정점은 혈청 빌리루빈이 상승하는 사례의 경우 그

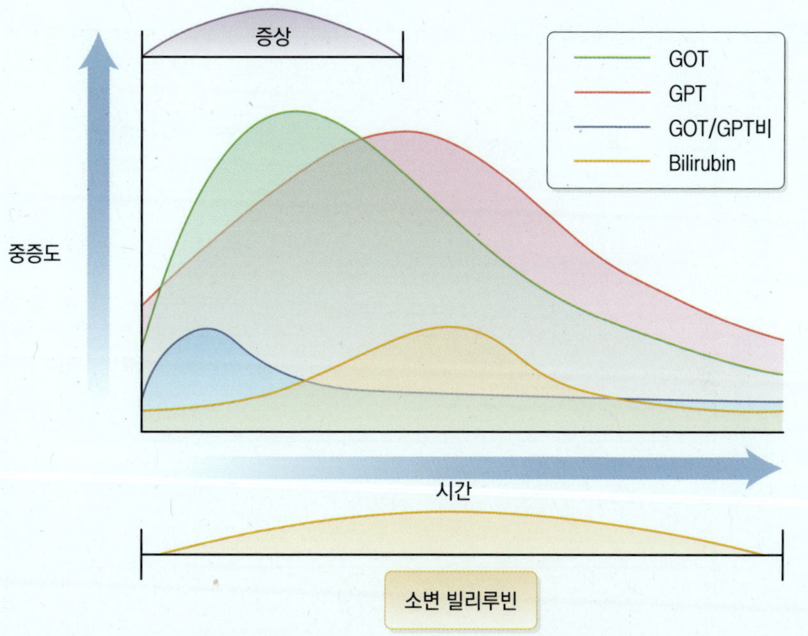

그림 6.8 급성 간손상 후 소변 빌리루빈 검출량의 변화

소변 빌리루빈은 간손상 후에 검출량이 점차 증가였다가 회복기에 들어서면서 차츰 감소하여 정상화한다. 소변 빌리루빈의 정점은 혈청 빌리루빈치가 상승하는 사례의 경우 그 정점과 일치한다.

정점과 일치한다. 빌리루빈은 색깔을 띠는 색소이다. 따라서 특별한 검사 없이 육안으로도 그 색깔을 구별할 수 있다. 소변 빌리루빈의 농도가 높을수록 노란색에서 진한 갈색으로 변한다. 따라서 숙련된 임상의사는 환자의 소변색만 가지고도 소변 빌리루빈 농도를 거의 정확히 판별할 수 있다.

소변 우로빌리노겐은 특징적으로 두 번의 정점을 나타낸다(그림 6.9). 간손상 직후에 소변 우로빌리노겐 검출량이 점차 증가하였다가 다시 감소하여 혈청 빌리루빈치가 정점에 다다른 시점에는 소변 우로빌리노겐이 음성이 된다. 즉, 혈청 빌리루빈치가 최고조일 때에는 간세포에서 빌리루빈의 배설 기

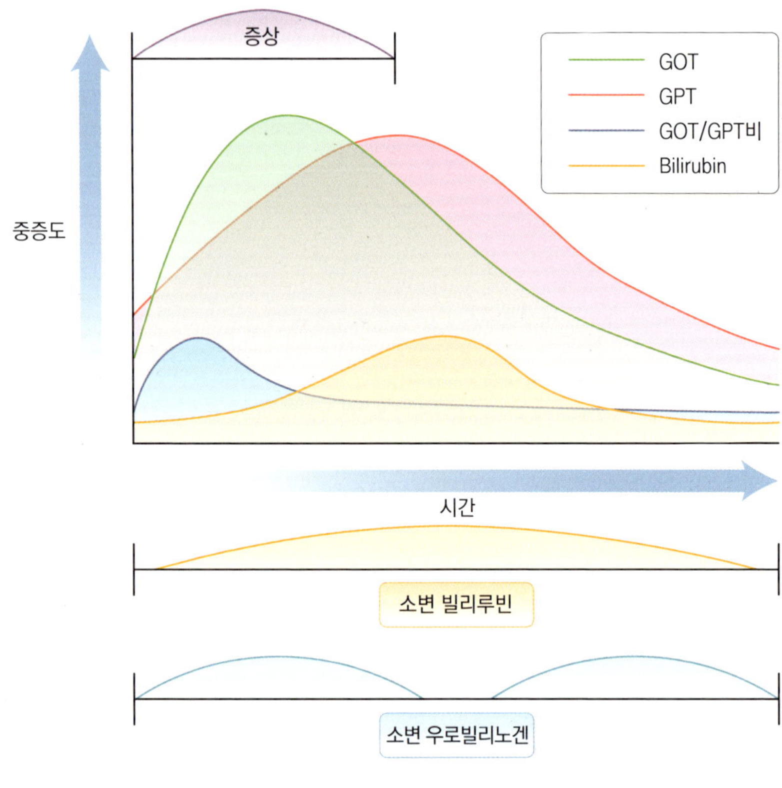

그림 6.9 급성 간손상 후 소변 우로빌리노겐 검출량의 변화

소변 우로빌리노겐은 특징적으로 두 번의 정점을 나타낸다. 간손상 직후에 소변 우로빌리노겐 검출량이 점차 증가하였다가 다시 감소하여 혈청 빌리루빈치가 정점에 다다른 시점에는 소변 우로빌리노겐이 음성이 된다. 회복기로 접어들면 소변 우로빌리노겐 검출량도 다시 증가하였다가 점차 줄어들어 정상화한다.

능이 가장 악화한 시기이기 때문에 빌리루빈이 담도를 통해 장관으로 거의 배설되지 않는다. 그렇기 때문에 장관에서 우로빌리노겐이 생성되지 않고 소변을 통한 배설도 사라지게 되는 것이다. 회복기로 접어들면 간세포에서 빌리루빈의 배설 기능이 되살아 나고 이에 따라 빌리루빈이 다시 장관으로 배설됨으로써 우로빌리노겐의 생산이 증가하며 소변 우로빌리노겐 검출량도 다시 증가한다. 그리고 배설할 빌리루빈의 양이 줄어들면 다시 소변 우로빌리노겐의 검출량도 점차 줄어들어 정상화한다.

급성 간손상 환자를 치료할 때, 임상 경과 중 대변색을 관찰하는 일 역시

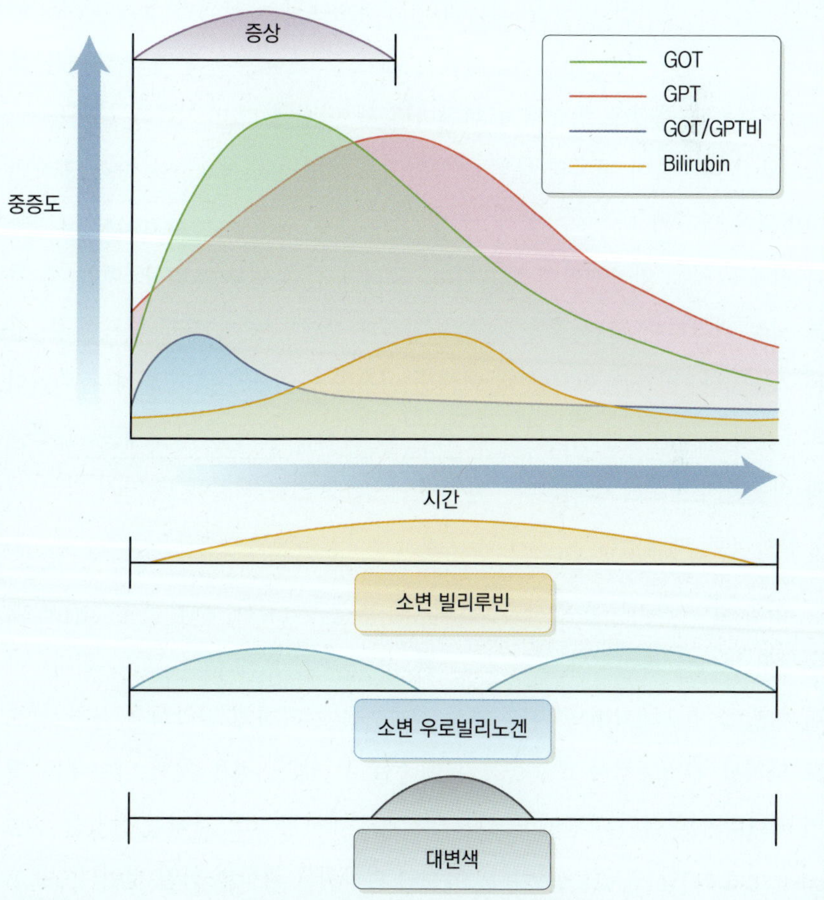

그림 6.10 급성 간손상 후 대변색의 변화

혈청 빌리루빈치가 최고조일 때, 소변 빌리루빈 검출량이 최고일 때 그리고 소변 우로빌리노겐이 잠시 음성일 때 대변은 회색을 띤다.

매우 중요하다. 혈청 빌리루빈치가 최고조일 때, 소변 빌리루빈 검출량이 최고일 때 그리고 소변 우로빌리노겐이 잠시 음성일 때 대변은 회색 혹은 진흙색을 띤다(그림 6.10). 그러므로 대변색이 다시 노란색을 띠기 시작하면 회복기로 들어간다고 판단해도 좋다.

담도 폐쇄 혹은 간기능 부전증에 의해 장관으로 빌리루빈이 배설되지 못해 색깔이 옅어진 대변을 의과대학 교과서에서는 회색변(gray-colored stool) 혹은 진흙색변(clay-colored stool)으로 표현한다. 환자의 대변을 보고 누구나 그 색깔을 똑같이 표현한다면 왜 이렇게 다른 이름을 붙였을까? 빌리루빈 대사물이 결여된 동일한 상황에도 대변의 구성요소에 따라 환자의 대변색이 약간씩 다를 수 있다. 그렇기 때문에 '회색변'을 육안으로 구별하는 일에도 많은 임상경험이 필요하다. 그러나 겁낼 필요는 없다. 이는 몇 차례 직접 관찰하며 그 색깔을 눈으로 익히다 보면 어렵지 않게 습득할 수 있는 기술이다. 필자는 회진할 때 회색변 여부를 확인하기 위해 환자나 주위의 의료진에게 주변에서 비슷한 색을 띠는 몇 가지를 짚어준다. 그리고 그 색들과 비슷한지 여부를 물어본다. '회색변'이 띨 수 있는 색깔에 몇 가지 다른 가능성이 있기 때문이다.

이와 같이 간기능을 검사할 때에는 혈청 생화학검사, 소변검사 그리고 대변색의 변화를 꼼꼼히 관찰하고 그 결과를 종합적으로 분석하여야 한다. 이런 방법에 익숙해지면 환자의 현재 간기능을 정확하게 파악함은 물론 앞으로 나타날 간기능검사 소견들까지 예측할 수 있다. 점을 쳐서 알아내는 것이 아니라 전형적인 패턴에 근거한 연장선상에서 앞으로 나타날 상황을 추정(extrapolate)할 수 있는 것이다. 이것이 과학이고 과학의 힘일 것이다.

6) 다른 임상검사 결과들과 종합적으로 해석

간기능검사 결과를 효율적으로 활용하기 위해서는 다시 말해, 의학적 문제를 정확히 파악하여 최상의 진료를 시행함으로써 궁극적으로 환자에게 이익이 돌아가도록 하기 위해서는 임상의사의 종합적인 판단과 최상의 임상 결정이 필수적이다.

진료의 이러한 기본 개념을 감안했을 때 간기능검사가 만능일 수는 없다. 아니 어떤 검사도 우리의 의문에 모두 정답을 제공할 수는 없을 것이다. 따라서 간기능검사를 이용하여 최대한 많은 정보를 얻으려는 노력은 반드시 필요하지만 경우에 따라 다른 임상검사 결과들을 함께 활용하여 의학적 문제를 종합적으로 해결하는 습관을 가져야 할 것이다. 특히 요즘같이 최신 과학기술을 응용한 검사법들이 넘쳐나는 시기에는 더욱더 그럴 것이다. 즉 간기능검사 이상소견들과 다른 임상 검사 결과들, 예컨대 혈액검사, 소변검사, 대변검사 혹은 영상검사 등의 결과를 종합하는 일을 게을리하지 말아야 할 것이다.

이 단계에서는 좀 더 많은 의학지식과 임상기술이 필요하기 때문에 이 책에서는 추후 사례연구에서 제한적으로만 다룰 예정이다.

4. 간기능검사의 효율적 임상 적용

간기능검사는 간질환을 진단하고 중증도를 평가하며 예후를 판단하고 치료 효과를 추적하는 데 필수적이다(개요 6.1).

그러나 간기능검사를 시행하기에 앞서 환자의 병력을 자세히 분석하고 정확한 신체검사를 시행함으로써 많은 간담도 질환들을 감별할 수 있다. 그런 연후에 필요한 간기능검사 방법을 선택하여 시행하는 것이 환자의 문제에 좀 더 정확히 접근할 수 있는 방법이다. 환자의 신체검사를 무시한 채 간기능검사에만 의존하면 불필요한 검사항목을 맹목적으로 시행함으로써 오히려 혼란을 초래할 수 있고 간기능을 정확하게 평가하는 데에도 장애가 될 수 있다.

개요 6.1

간기능검사의 임상 적용

1. 용도
   - 간담도 질환의 진단
   - 중증도 평가
   - 치료 효과와 예후 평가
   - 경과 관찰
2. 민감도와 특이도를 감안
3. 병력 청취와 신체검사 선행
4. 간담도 질환을 광범위 범주로 진단
5. 단계적으로 시행

간기능검사 역시 다른 검사와 마찬가지로 제한점을 가지고 있다. 아니, 검사를 적절하게 이용하지 못하는 경우에는 다른 검사에 비해 민감도(sensitivity)와 특이도(specificity)가 상대적으로 더 낮을 수도 있다. 따라서 임상에서 간기능검사를 효율적으로 적용하기 위해서는 이 검사를 효율적으로 이용하는데 필요한 기술을 습득함은 물론 검사 결과를 분석함에 있어서 검사의 민감도와 특이도를 반드시 염두에 두어야 할 것이다.

간기능검사의 여러 항목들 간에도 민감도와 특이도에 차이를 나타낸다. 소변 빌리루빈, 혈청 담즙산 혹은 BSP 시험은 간손상 초기부터 이상소견을 나타내지만 간효소 수치나 혈청 빌리루빈치 등은 간손상이 중등도 이상일 때에야 비로소 이상소견을 보인다. 더욱이 혈청 알부민치나 혈청 콜레스테롤치 그리고 프로트롬빈 시간 등은 간세포 기능이 현저하게 감소한 후에 비로

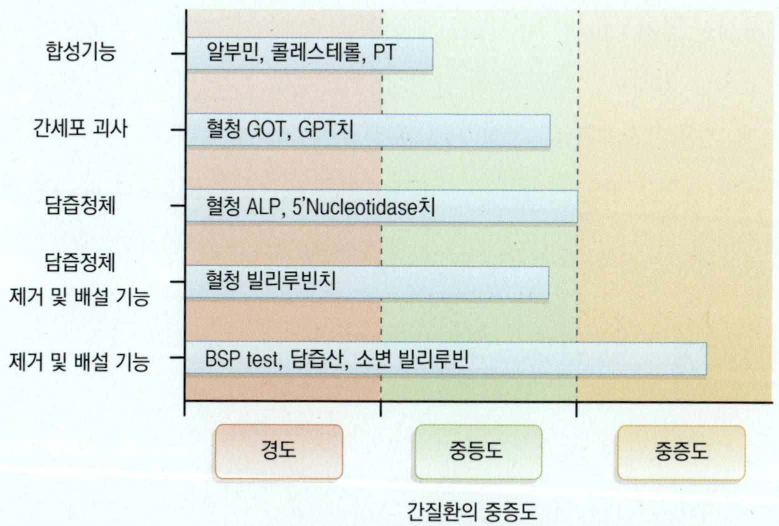

그림 6.11 간기능검사의 민감도

간기능검사 항목들 간에도 민감도와 특이도에 차이를 나타낸다. 소변 빌리루빈, 혈청 담즙산 혹은 BSP 시험은 간손상 초기부터 이상소견을 나타내지만, 간효소 수치나 혈청 빌리루빈치 등은 간손상이 중등도 이상일 때에야 비로소 이상소견을 보인다. 그리고 혈청 알부민치나 콜레스테롤치, 프로트롬빈 시간 등은 간세포 기능이 현저하게 감소한 후에 비로소 이상소견을 나타낸다.

소 이상소견을 나타낸다(그림 6.11). 그러므로 소변 빌리루빈이나 혈청 담즙산은 간손상이 존재하는지를 확인하는 선별 검사로 이용할 수 있고 혈청 알부민치, 혈청 콜레스테롤치 혹은 프로트롬빈 시간은 간부전 환자의 진단이나 경과 관찰에 유익하게 이용할 수 있을 것이다.

간기능검사를 시행하여 그 결과를 해석함에 있어서, 서둘러 어떤 질병인지를 콕 집어서 알아내려고 하기보다, 우선 간담도 질환을 몇 가지 범주로 나누어 간기능 이상소견이 어떤 범주의 문제를 나타내는지를 파악하려고 노력하는 것이 현명하다. 왜냐하면, 간기능검사상 유사한 이상소견을 나타내는 질환들은 그 양상이 매우 비슷하여 그것만으로 원인 질환을 명확히 감별하는 것이 사실상 불가능한 경우가 많기 때문이다. 즉, 간기능검사를 이용하여 간담도 질환을 빌리루빈 대사장애, 급성 간세포 손상, 담즙정체, 미만성 침윤성 질환, 간경변증과 같은 만성 간실질 질환 등으로 구분하고, 다음 단계로 세부 원인 질병을 찾아 나가는 것이 좋다. 이를 위해서는 간염바이러스에 대한 혈청학적 검사들, 항미토콘드리아 항체 같은 면역학적 검사들, 초음파검사, 전산화 단층촬영 등의 영상검사 그리고 간조직 생검 같은 검사들을 필요에 따라 단계적으로 이용할 수 있을 것이다.

7

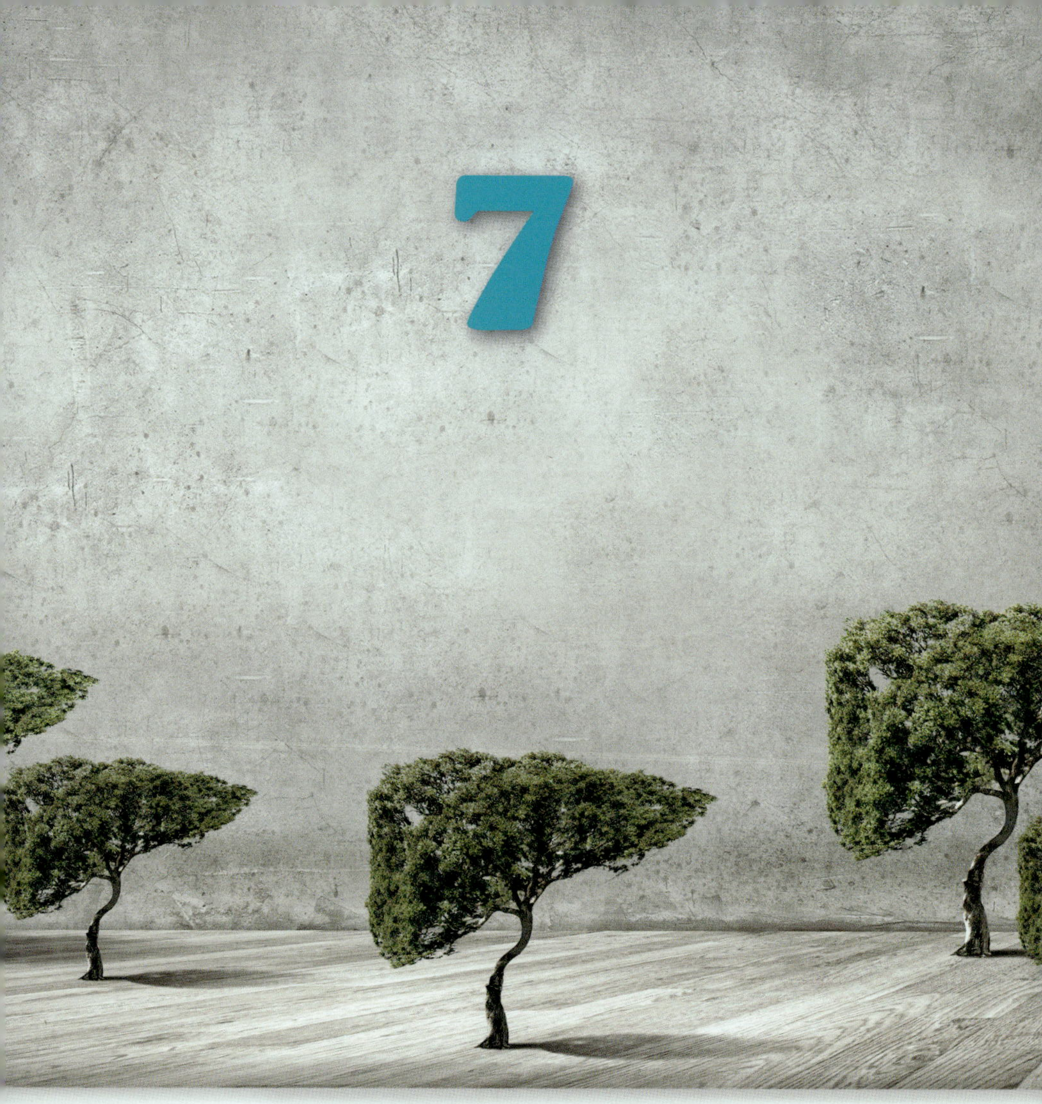

사례 분석을 통한 간기능검사 돋보기

지금까지 우리는 간기능검사의 종류와 방법에 대해 심도 있게 고찰하였다. 손쉽게 구할 수 있는 검체를 이용하여 간단하게 시행할 수 있는 검사법들도 선별하였다. 그리고 우리가 선택한 간기능검사들을 임상에서 어떻게 사용해야 효율적인지에 대한 검토도 마쳤다. 더욱이 앞 장에서 우리는 간기능검사를 해석함에 있어서 주어진 자료로부터 가능한 한 많은 정보를 얻어내는 기술에 대해서도 깊이 있게 논의하였다. 맛있는 김치찌개를 끓이고 싶은 요리사에 비유한다면, 어떤 김치찌개를 끓일지 구상을 마치고 필요한 재료와 요리 도구를 모두 준비하였으며, 숙련된 요리사로부터 레시피도 전수받았다. 이제 김치찌개를 맛있게 끓이기만 하면 되는 것이다.

의욕에 넘친 요리사는 자신만만해할지 모른다. 지금까지 열심히 연구하고 준비했으니 김치찌개는 분명히 맛있을 거라고 믿고 있을지 모른다. 그러나 자만은 금물이다. 우리의 목표는 '먹을 만한' 김치찌개가 아니라 정말로 '맛있는', 누구나 칭찬하는 그런 김치찌개이기 때문이다. 이러한 목표를 위해서 우리는 좀 더 우리의 기술을 수련할 필요가 있다. 수련과정 속에서 우리는 미처 예측하지 못했던 문제를 발견할 수 있고, 미숙한 기술을 좀 더 세련되게 갈고 닦을 수도 있을 것이다. 우리가 얻고 싶어하는 기술이 임상적으로 유용한 것인지, 숙련된 요리사의 레시피가 진정 유익한 것인지도 확인할 수 있을 것이다. 마지막으로, 필자는 이 수련과정에 참여하는 모든 이들이 궁극적으로 간기능검사를 임상에서 잘 활용하여 환자에게 최대한의 이익을 가져다 줄 수 있는 중요한 기술을 얻을 수 있을 것으로 기대한다. 이 장이 끝날 때까지 함께 생각을 맞추어 나간다면 우리는 반드시 매우 유용한 임상기술 한 가지를 완성할 수 있을 것으로 확신한다.

이제 간기능검사의 효율적 임상적용을 위한 우리의 '생각 맞추기'를 시작해 보자. 필기도구는 필요 없다. 참고서를 뒤적일 필요도 없다. 현미경도 필요 없다. 의자 깊숙이 몸을 묻고 시작해도 좋다. 고단하면 좀 쉬었다가 다시 가도 상관없다. 함께 생각을 맞추기만 하면 된다.

사례 연구에는 필자가 그 동안 직접 경험했던 환자의 임상자료를 활용할 예정이다. 실제로 임상에서 얻은 생생한 자료들이기 때문에 약간 거친 부분이 있기도 하겠지만 있는 그대로 제시하고자 한다. 명확한 분석이 불가능한 경우라도 가능한 설명을 붙여가며 우리의 논의를 진행하려고 한다. 그럼으로써, 앞으로 임상에서 만날 수 있는 상황을 가감 없이 의논하는 자리로 삼고자 한다. 필자의 입장에서는, 실제 임상자료가 주는 이러한 장점에도 불구하고, 질환의 여정을 함께했던 환자의 모습이 떠올라 가슴 먹먹해지는 일이다. 우선 오랫동안 필자의 진료실을 찾아 주었던 환자들께 감사를 드린다. 우리의 선생님이 되어 주심에 경의를 표한다.

한 가지 간단한 문제를 가진 사례부터 시작하여 여러 가지 복잡한 문제들이 혼재하는 사례로 나아갈 예정이다. 그러므로 간단한 문제를 분석하고 해결하는 단계에서 기본기를 닦아 두어야 나중에 복잡한 문제에 부딪쳤을 때 당황하거나 포기하지 않을 수 있을 것이다. 어릴 적 태권도를 배우던 시절이 생각난다. 빨리 격파와 돌려차기를 하고 싶은 필자에게 한 달이 지나도록 앞지르기와 기합만 연습시키던 사범님이 얼마나 야속하던지……. 하지만 마침내 검은띠를 따던 날, 고마운 마음에 그 엄한 사범님을 와락 껴안았었다.

간기능검사 결과가 정상인지 아니면 비정상인지를 판정하기 위해서는 검사항목의 정상 범위가 중요하다. 그런데 어떤 검사 항목의 정상치 혹은 정상 범위는 검사방법에 따라 그리고 검사기관에 따라 다를 수 있다. 그러나 논의를 진행하기 위해 참고치를 하나로 정할 필요가 있다. 이 책에서는 필자가 오랫동안 근무하였던 병원의 참고치를 기준으로 제시한다. 이 책에 제시한 간기능검사 자료들이 대부분 필자가 경험한 환자들로부터 얻은 것들이고 필자가 근무했던 병원이 우리나라의 유명한 대형병원들 중 하나이기 때문에 임상병리학적 검사 결과의 신뢰도가 매우 높은 편이며 마지막으로 필자가 오랫동안 다루어온 자료이기 때문에 필자에게 익숙하고 이를 이용해 설명하는 것이 비교적 과오의 가능성을 줄일 수 있을 것이라고 믿기 때문이다.

사설이 너무 길었나 보다. 이제 본론으로 들어가기로 하자.

1. 일 회의 간손상 후 간기능검사 이상소견을 보인 사례

처음에 소개할 사례는 허혈성 간염 환자이다. 환자는 간세포암종 치료를 위해 화학색전술을 받고 반복적 간기능검사를 이용하여 경과를 관찰하였다. 이 환자의 기저질환은 잠시 접어두고 화학색전술 후, 즉 일 회의 허혈성 간손상 후 간기능검사 결과가 어떤 변화를 나타내는지 살펴보자.

우선 간세포 괴사와 관련된 검사 항목인 혈청 GOT치와 혈청 GPT치가 어떻게 변화하는지를 확인하기로 하자. 시간 경과에 따라 간효소 수치와 GOT/GPT비가 앞 장에서 설명한 대로 변화하는지 확인해 보자.

일 회의 간손상 후 나타난 혈청 GOT치, GPT치, GOT/GPT비의 변화

형태	화학색전술 전	1일 후	2일 후	3일 후	5일 후
혈청 GOT	44IU/L	252	426	127	51
혈청 GPT	48IU/L	104	262	154	72
GOT/GPT비	0.9	2.4	1.6	0.8	0.8

정상 범위: 혈청 GOT; <40IU/L
혈청 GPT; <40IU/L

Q1. 혈청 GOT치와 혈청 GPT치의 정점은 어느 시점에 있는가?

주어진 자료는 숫자로 표시되어 있지만 여러분은 머릿속으로 시간 경과에 따른 혈청 GOT치와 혈청 GPT치의 변화를 그래프로 그릴 수 있을 것이다. 혈청 GOT치와 혈청 GPT치는 간손상 후 점차 상승한다. 두 검사 항목은 치료 후 2일째 검사한 수치가 가장 높다. 그리고 3일째부터 낮아진다. 따라서 혈청 GOT치와 혈청 GPT치의 정점은 치료 후 2일에서 3일 사이에 있을 것이다.

Q2. GOT/GPT비의 정점은 언제 관찰되는가?

GOT/GPT비는 처음에 1 미만이다가 간손상 후에 1 이상으로 상승했고 이어서 다시 1 미만으로 하락함을 확인할 수 있다. 그리고 위의 자료에서 확인할 수 있듯이, GOT/GPT비의 정점은 치료 후 1일과 2일 사이이다. 혈청 GOT치나 혈청 GPT치의 정점보다 GOT/GPT비의 정점이 빨리 나타나는데, 그 이유는 혈청 GOT의 반감기가 혈청 GPT치에 비해 짧기 때문이다.

Q3. 혈청 GOT치와 혈청 GPT치의 정점 중 어떤 것이 시간적으로 앞서 있는가?

치료 2일째와 3일째 수치를 비교해 보면, 혈청 GOT치 감소의 크기가 GPT치보다 훨씬 크다. 이런 소견과 더불어 혈청 GOT치나 혈청 GPT치의 정점보다 GOT/GPT비의 정점이 빨리 나타나고 있는 점을 종합하면, 혈청 GOT치의 정점이 GPT치의 정점보다 빨리 나타나는 것으로 보인다. 여러분의 머릿속 그래프가 필자의 설명과 일치하길 간절히 바란다.

Q4. 화학색전술 전의 혈청 GOT치와 혈청 GPT치가 정상치보다 높은데 그 이유는 무엇인가?

환자는 간세포암종으로 진단된 사례이다. 간세포암종은 기저질환으로 만성 간질환을 동반하는 경우가 매우 흔하다. 이 환자의 혈청 GOT치와 혈청 GPT치가 정상치보다 높은 것은 기저 간질환에 의한 것일 가능성이 높다. 물론 기저 간질환 이외에 간세포 손상을 일으키는 다른 원인이 존재할 수도 있다. 아무튼, 이 환자의 경우 간수치 상승은 아주 경미한 정도이고 다른 간기능검사 항목에 이상소견이 두드러지지 않았기 때문에 화학색전술 등의 치료를 진행하는 데 장애가 되지 않았다.

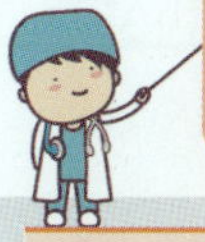

일 회의 간손상 후 나타난 혈청 빌리루빈, 소변 우로빌리노겐 그리고 대변색의 변화

	화학색전술 전	1일 후	2일 후	3일 후	5일 후
혈청 GOT	44IU/L	252	426	127	51
혈청 GPT	48IU/L	104	262	154	72
GOT/GPT비	0.9	2.4	1.6	0.8	0.8
혈청 빌리루빈(전체)	0.7mg/dL	1.1	1.9	1.8	1.2
소변 빌리루빈	-	-	-	-	-
소변 우로빌리노겐	-	-	-	+	-
대변색	노란색	노란색	노란색	노란색	노란색

정상 범위: 혈청 GOT; <40IU/L
혈청 GPT; <40IU/L
혈청 빌리루빈(전체); 0.2~1.2mg/dL

이제 앞에 제시한 사례의 추가 자료를 좀 더 살펴보기로 하자. 이번에 제시한 추가 자료는 빌리루빈의 배설 기능과 관련된 것들이다. 혈청 빌리루빈, 소변 빌리루빈, 소변 우로빌리노겐 그리고 대변색에 유의하기로 하자.

Q5. 혈청 빌리루빈치의 정점은 언제 나타나는가? 그리고 그것은 혈청 GOT치 그리고 혈청 GPT치의 정점보다 앞에 나타나는가 혹은 뒤에 나타나는가?

환자의 간기능검사 결과에서 관찰할 수 있는 바와 같이, 혈청 빌리루빈치는 간손상 후 빠른 속도로 상승하였다가 점차 하강하였다. 혈청 빌리루빈치는 치료 후 2일에서 3일 사이에 가장 높다. 치료 후 2일치와 3일치가 유사한 것을 감안하면 혈청 빌리루빈치의 정점은 시간적으로 3일째에 근접할 것이다. 그러므로 혈청 빌리루빈치의 정점은 혈청 GOT치나 혈청 GPT치의 정점보다 시간적으로 뒤에 나타나는 것으로 보인다. 여러분도 필자와 같은 그래프를 그리고 있을 것으로 굳게 믿는다.

Q6. 간손상 후에 소변 빌리루빈, 소변 우로빌리노겐 그리고 대변색은 큰 변화를 보이지 않는다. 이런 소견은 어떻게 해석해야 하는가?

간손상 후 혈청 GOT치, 혈청 GPT치 그리고 혈청 빌리루빈치의 변화는 우리가 예측했던 대로 전형적인 양상을 보이고 있다. 하지만 소변 빌리루빈, 소변 우로빌리노겐 그리고 대변색에는 두드러진 변화가 나타나지 않는다. 소변 빌리루빈과 대변색에서는 특별한 변화를 발견하지 못했고, 치료 후 3일째 검사한 소변 우로빌리노겐만 +의 소견을 나타냈다. 아주 미미한 변화이기 때문에 뭐라 설명을 붙이기에도 부족하다.

이와 같이, 혈청 GOT치, 혈청 GPT치 그리고 혈청 빌리루빈치의 상승이 분명함에도 불구하고, 소변 빌리루빈, 소변 우로빌리노겐 그리고 대변색에 두드러진 변화가 나타나지 않은 것은 환자의 잔여 간세포기능이 비교적 잘 보존되어 있어서 생산되는 빌리루빈을 처리하는데 크게 부족함이 없기 때문일 것이다. 더욱이 간손상이 경미하거나 간세포의 잔여 기능이 충분히 여유로우면 간손상 후에 혈청 빌리루빈치도 상승하지 않고 정상 범위에 있을 수 있다.

2. 장기간 황달이 지속된 환자 사례

한 달이 넘는 기간 동안 지속된 심한 황달 때문에 지쳐서 거의 체념한 얼굴로 진료실 문을 열고 들어오던 어린 소녀가 지금도 필자의 머릿속에 생생하다. 결과적으로 소녀는 상태가 많이 호전되어 필자를 명의라고 추켜 세우면서 밝은 얼굴로 퇴원했다. 사실 필자는 소녀의 치료를 위해 별로 해준 일이 없다. 단지 환자의 상태를 정확하게 파악하고 심각한 합병증이 발생하지 않고 회복기로 접어들 수 있도록 경과를 지켜봐 주었을 뿐이다. 환자의 상태를 호전시킨 것은 환자의 의지, 인체의 놀라운 회복력 그리고 가족과 하늘의 보살핌이었을 것이다.

환자는 심한 가려움증을 호소하였고 피부가 진한 황색 내지 흑갈색으로 변해 있었으며 결막에도 심한 황달이 있었다. 전신 쇠약을 호소하였고 육안으로 보아 살이 많이 빠져 있었다. 신체 검사상 간이 단단하게 커져 있었고 비장은 만져지지 않았으며 복수나 부종은 없었다.

입원기간 중 그리고 외래진료 시에 검사한 간기능검사 결과들을 시간 경과에 따라 정리하였다. 본 사례에서는 혈청 간효소치에 대한 검토는 생략하고 빌리루빈 대사와 관련된 간기능검사 항목, 즉 혈청 빌리루빈치, 소변 빌리루빈과 우로빌리노겐 그리고 대변색의 변화만을 분석하고자 한다. 이는 고

지속적인 황달을 주소로 내원한 환자의 간기능검사 변화

	입원일	2일 후	7일 후	14일 후	21일 후
GOT/GPT	212/139IU/L	164/114	156/110	84/40	116/69
ALP/γ-GTP	96/29IU/L	90/22	117/30	110/30	116/30
빌리루빈(전체/직접형)	26.6/14.1mg/dL	31.0/18.5	30.0/14.9	28.3/13.0	17.7/10.3
소변 빌리루빈	+++	+++	+++	+++	++
소변 우로빌리노겐	+	-	+	++	++
대변색	회색-노란색	회색	회색-노란색	노란색	노란색

정상 범위: 혈청 GOT; <40IU/L
혈청 GPT; <40IU/L
혈청 ALP; 40~120IU/L
혈청 γ-GTP; (남)<63IU/L, (여)<27IU/L
혈청 빌리루빈(전체); 0.2~1.2mg/dL
혈청 빌리루빈(직접형); <0.5mg/dL

빌리루빈혈증(hyperbilirubinemia)의 시간 경과에 따른 변화를 익히는데 초점을 맞추기 위함이다.

Q1. 환자의 전체 혈청 빌리루빈치와 직접형 혈청 빌리루빈치의 비율로 판단했을 때, 이 환자의 고빌리루빈혈증은 직접형-우세(direct-dominant)형과 간접형-우세형 중 어느 쪽일 가능성이 높으며, 그 결과를 감안할 때 어떤 상태나 질병을 감별해야 하는가?

연구자에 따라 그리고 문헌에 따라 차이가 있지만, 일반적으로 고빌리루빈혈증 환자에서 전체 혈청 빌리루빈치 중 직접형 혈청 빌리루빈치가 30%

이내이면 간접형-우세, 그 이상이면 직접형-우세 고빌리루빈혈증일 가능성이 높다고 생각한다. 그리고 직접형 혈청 빌리루빈치의 비율이 50 내지 60% 이상이면 담즙정체인 의한 고빌리루빈혈증이라고 진단한다. 이런 관점에서 상기 환자의 간기능검사 결과를 분석해 보면, 직접형-우세 고빌리루빈혈증이고 그 원인은 담즙정체인 것으로 판단된다.

담즙정체는 빌리루빈이 정상적으로 간세포에 흡수되고 접합과정을 통해 접합형 빌리루빈으로 변환되었으나 담즙세관(bile canaliculus)으로 배설되지 못하거나(intrahepatic cholestasis; 간내 담즙정체), 담관이 폐쇄되어 장관으로 배출되지 못하는 경우(extrahepatic cholestasis; 간외 담즙정체)에 발생할 수 있다. 담즙 정체의 원인은 매우 다양하다(5장, 그림 5.9 참조).

Q2. 이 환자에서 황달의 정점은 언제 나타나고, 이를 뒷받침하는 소견들은 무엇인가?

이 환자에서 간기능검사 이상소견의 변화 추이를 보면, 입원 2일째 부근에서 황달의 정점이 나타나는 것으로 보인다. 전체 혈청 빌리루빈치는 물론이고, 특히 직접형 혈청 빌리루빈치가 입원 2일째에 가장 높고, 그 후로는 점차 하강하는 추세를 보인다. 소변 빌리루빈은 계속해서 다량 검출되고, 입원 당시 미량 검출되던 소변 우로빌리노겐은 입원 2일째에 음성으로 변했다가 시간 경과에 따라 차츰 검출량이 다시 증가한다. 또한 입원 2일째에 관찰한 대변색이 회색이었다가 그 후로는 다시 노란색을 띠기 시작한다. 그러므로 이 환자에서는 입원 2일째에 황달이 최고조에 도달한 후 회복기로 접어들어 지속적으로 황달이 호전된 것으로 판단된다.

특히 간내 담즙정체는 일반적으로 임상 경과가 매우 길어서 모든 간기능검사 항목들이 정상화하는 데까지 오랜 시간이 소요된다. 그런데 이 소녀 환자는 회복기에 임박해서 우리 병원에 오게 되었다. 필자를 만나기까지 한 달 이상의 긴 기간 동안 계속해서 악화기를 거쳤을 환자 입장에서는 큰 병원의 아무개 의사를 만나니 금세 좋아졌다고 느낀 것이다. 실상은 환자가 회복기에 임박해서 우리 진료실을 찾았던 것 뿐인데……. 아무튼 이제 환자가 악화하는 일만 예방하면 환자는 자연적으로 회복할 것이니, 환자에게 자세히 설명하고 회복에 대한 믿음을 주면서 꼼꼼히 경과를 지켜봐 주는 것이 임상의사의 남은 역할이리라.

이 사례에서 보았듯이 일견 복잡해 보이는 환자의 상태도 간단한 간기능검사를 통해 정확하게 파악할 수 있다. 최상의 임상 판단을 위해 다음에 취해야 할 임상의사와 환자의 태도는 검사 결과와 해석에 대한 믿음이다. 의사와 환자는 간기능검사 결과를 믿고 올바른 판단으로 치료계획을 확고하게 수립하고 실천해야 한다. 그렇게 함으로써 환자가 가장 좋은 치료성과를 얻을 수 있을 것이다.

3. 건강검진에서 우연히 간기능검사 이상소견을 발견한 환자 사례

한 청년이 태어나서 처음으로 건강검진을 받았다. 곧 결혼할 계획이어서 결혼 전에 건강상태를 정확히 확인하려는 목적이었다. 나이는 30세, 키는 168cm, 체중 72kg이었다. 그런데 결과를 확인하는 날 간기능검사상 이상소견이 있다는 얘기를 들었다. 그는 간기능검사 결과를 가지고 간클리닉을 찾았다.

아래에 간기능검사 결과를 소개한다. 여기에는 지금까지 우리가 검토했던 전통적인 간기능검사에 더해, 일상적으로 함께 시행하는 일반혈액검사(complete blood cell count, CBC; 헤모글로빈치, 백혈구수, 혈소판수), 혈청 생화학검사에 포함되어 있는 혈당 검사 그리고 간질환 환자에게 일상적으

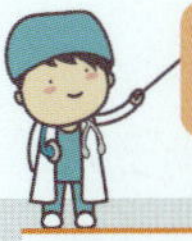

30세 남자, 비정상 간기능검사(체중: 72kg, 신장: 168cm)

GOT/GPT	34/77IU/L
ALP/γ-GTP	85/93IU/L
총단백질/알부민	7.5/4.4g/dL
총콜레스테롤	156mg/dL
빌리루빈(전체/직접형)	0.5/0.2mg/dL
혈당	108mg/dL
프로트롬빈 시간	102%
일반혈액검사(CBC)	15.8g/dL~5,600/mm^3-295K/mm^3
소변 빌리루빈	-
소변 우로빌리노겐	-
대변색	노란색
알파태아단백(AFP)	2.1ng/mL

정상 범위: 혈청 GOT; <40IU/L
혈청 GPT; <40IU/L
혈청 ALP; 40~120IU/L
혈청 γ-GTP; (남) <63IU/L, (여) <27IU/L
총단백질 농도; 6.0~8.0g/dL
알부민; 3.5~5.2g/dL
총콜레스테롤; <200mg/dL
혈청 빌리루빈 (전체); 0.2~1.2mg/dL
혈청 빌리루빈(직접형); <0.5mg/dL
혈당(공복); 80~100mg/dL
프로트롬빈 시간; 80~120%
헤모글로빈 농도; (남) 13~17g/dL, (여) 12~16g/dL
백혈구수; 4,000~10,000/mm^3
혈소판수; 150K~450K/mm^3
혈청 AFP치; <5ng/mL

로 시행하는 간암표지자 검사인 알파태아단백(alpha-fetoprotein, AFP)치를 포함시켰다. 간질환 환자의 상태를 파악하고 그 원인 질환을 감별하는데 도움이 되기 때문이다.

Q1. 위의 검사 결과를 분석한 결과, 이상소견은 무엇인가?

검사항목들의 정상치를 참고했을 때, 혈청 GPT치의 가벼운(경도의) 상승과 혈청 γ-GTP치의 가벼운(경도의) 상승이 관찰된다. 다시 강조하건대, 앞 장에서 설명하였듯이, 간기능검사 결과를 통해 좀 더 많은 정보를 얻기 위해서, (1) 검사 결과가 정상인지 비정상인지, 비정상이면 높은지(상승) 낮은지(저하)를 분석하고, (2) 이상소견이 있을 경우, 중증도를 반정량적으로(가벼운, 중등도의, 심한) 분석하길 권한다.

Q2. 이 환자에서 검사 결과에 대한 분석을 통해 파악한 간의 제거 및 배설 기능, 담즙정체 유무, 합성기능, 간세포 파괴 정도에 대해 설명하고, 그 근거를 제시해 보자.

간기능검사 결과를 분석할 때, 네 가지의 주요 간기능으로 범주화하여 분석하는 습관을 들이도록 하자(6장, 그림 6.1 참조). 즉, 간세포 괴사, 합성능력, 제거 및 배설능력 그리고 담즙정체의 유무와 정도를 평가하자. 비록 그 결과가 정상일지라도 반드시 짚고 가는 습관을 들이도록 하자.

(1) 간세포 괴사: 혈청 GOT/GPT치를 분석해볼 때, 경도의 간세포 괴사가 있을 것으로 판단된다.

(2) 제거 및 배설능력: 혈청 빌리루빈치, 소변 빌리루빈, 우로빌리노겐의 검출 여부와 정도 그리고 대변색을 종합하여 판단한 결과 간의 제거 및 배설기능은 정상으로 보인다.

(3) 혈청 알부민치, 총콜레스테롤치, 프로트롬빈 시간으로 판단한 간의 합성능력은 정상으로 보인다.

(4) 혈청 ALP치와 혈청 빌리루빈치가 정상인 점으로 보아 담즙정체는 없는 것으로 보이며, 혈청 γ-GTP치의 경미한 상승은 담즙정체 이외의 다른 원인에 의한 것으로 판단된다.

Q3. 일반혈액검사 결과, 즉 헤모글로빈치, 백혈구수 그리고 혈소판수는 간기능검사 결과를 해석할 때 어떤 의미를 가지며 임상적으로 어떻게 이용되나?

일반적으로 빈혈이 있으면 헤모글로빈치가 감소하고 몸에 염증이 발생하면 말초혈액내 백혈구수가 증가한다. 그 외에도 다양한 원인으로 인해 말초혈액내 헤모글로빈치, 백혈구수 그리고 혈소판수가 높거나 낮아질 수 있다. 그런데 간질환 환자에서 이 검사를 시행하는 통상적인 목적은 다른 데에 있다. 간손상이 오랫동안 반복되어 간에 섬유화가 심해지면 간경변증이 발생하고, 이 경우 문맥압이 증가함으로써 비장이 커져서 빈혈과 백혈구감소증 그리고 혈소판감소증이 나타난다. 물론 경우에 따라서는 이들 중 일부만 나타나기도 한다. 그러므로 이런 소견이 나타나는 환자는 과거에 간손상이 오랫동안 반복되어 간이 굳었다고 짐작할 수 있다. 이와 같은 분석은 간기능검사의 결과를 해석하고 원인 질환을 감별해 나가는 데 매우 중요하다.

Q4. 혈청 알파태아단백(AFP)치는 간기능검사 결과를 분석할 때 어떻게 이용되며, 어떤 의미가 있는 검사인가?

만성 간질환 환자에서는 간세포암종의 발생이 흔하다. 따라서 만성 간질환 환자의 간기능검사 결과를 분석할 경우에는 간세포암종의 발생에 의한 변화인지 여부를 반드시 함께 분석해야 한다. 이런 상황에서 혈청 AFP치는 간기능검사 결과를 분석하는 데 도움이 될 수 있다. 즉, 간세포암종 발생 가능성을 판단하는 데에 도움을 준다. 그러나 모든 간세포암종 환자의 혈청 AFP치가 상승하는 것은 아니다. 그러므로 혈청 AFP치가 높아져 있으면 간세포암종의 발생을 의심할 수 있겠지만, 혈청 AFP치가 정상이라고 해서 간세포암종이 발생하지 않았다고 단정할 수는 없다. 이 단계에서도 검사 항목의 민감도와 특이도를 고려해야 한다는 말이다.

Q5. 위와 같은 분석 결과를 통해 어떤 상태가 의심되며 어떤 질병을 감별해야 하는가? 그리고 감별진단을 위해 다음에 시행해야 하는 검사는 무엇인가?

지금까지 간기능검사 결과를 분석한 소견을 종합하면, 이 환자의 간기능검사상 이상소견, 즉 무증상의 환자에서 우연히 발견된 경도의 혈청 GPT 및 γ-GTP치의 상승은 지방간(fatty liver)에 의한 것일 가능성이 가장 높다. 그리고 이런 경우 당뇨병, 비만, 알코올 과다섭취 그리고 독성 간염이 지방간의 가장 흔한 원인이다. 그런데 이 환자의 공복 혈당이 정상임을 확인했으므로 당뇨병의 가능성은 배제할 수 있다.

그러므로 의심되는 지방간을 확인하기 위해 간초음파검사(USG), 전산화 단층촬영(CT scan) 혹은 자기공명영상(MRI)과 같은 영상검사를 시행할 수 있다. 그러나 이 환자의 경우 건강검진에서 이미 간초음파검사를 시행했기 때문에 더 이상의 영상검사는 불필요하다. 지방간 환자에서 흔히 시행하는 검사는 아니지만 경우에 따라 간조직 생검(biopsy)으로 지방간을 확진할 수도 있다. 그리고 지방간의 원인을 감별하기 위해 반드시 병력(알코올 섭취력, 간독성 물질의 섭취력)을 다시 확인해야 할 것이다.

이 환자가 건강검진에서 시행한 간초음파검사(그림 7.1)와 추후에 시행한 간조직검사(그림 7.2) 결과를 확인해보자.

Q6. 모든 검사 결과를 종합했을 때 이 환자의 진단명은 무엇인가?

이 환자에서 병력청취, 신체검사, 간기능검사 그리고 추가 검사 결과를 모두 종합하면 이 환자의 진단명은 비만으로 인한 지방간이다.

따라서 이 환자는 특별한 약물치료 없이 체중조절만으로 지방간을 완치할 수 있다. 결과적으로 좋은 소식이다. 부디 환자가 체중조절에 성공하여 건강을 회복하길 간절히 바란다.

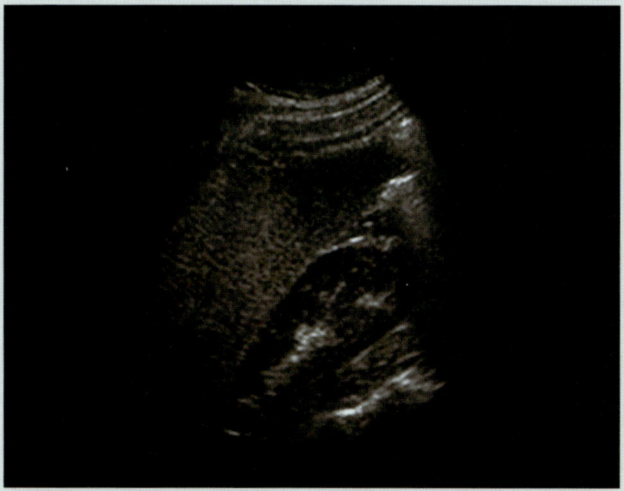

그림 7.1 건강검진에서 우연히 간기능검사 이상소견을 발견한 30세 남자 환자의 간초음파검사 소견

간실질의 에코가 증강되어 간실질 안에 흰색이 강조되어 있다. 신장 피질의 에코와 비교하여 간실질 에코의 강도를 판단한다.

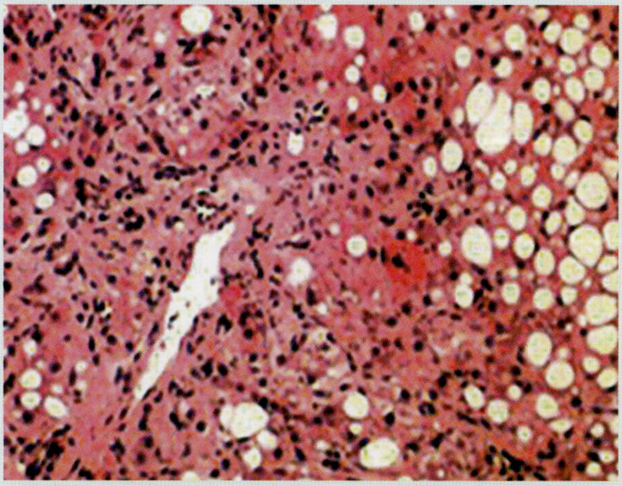

그림 7.2 건강검진에서 우연히 간기능검사 이상소견을 발견한 30세 남자 환자의 간조직검사 소견

간조직 안에 흰 방울처럼 보이는 지방 액포(vacuole)들이 다수 관찰된다. 전체 간의 5% 이상에 지방이 침착되어 있는 경우 지방간으로 진단한다.

4. 장기간의 발열로 조기 내원한 만성 B형간염 환자 사례

이제 간기능검사 결과를 분석하는 수련과정을 한 단계 높일 시간이 되었다. 지금부터는 좀 더 복잡한 사례를 통해 검사 항목 간의 상호관계에 초점을 맞추고 검사 결과의 상호관련성이나 비례성에 대해 분석하는 훈련을 시작할 계획이다.

지금부터 소개할 사례는 27세의 젊은 남자 환자이다. 간기능검사 결과를 분석하기에는 적절한 사례라고 판단하여 이 환자의 자료를 여기에 소개하지만, 필자에게 있어서 이 환자의 기록을 되돌아보는 일은 견디기 힘들 정도의 큰 고통이다.

27세 남자, 4주간 오르내리는 발열을 주소로 내원함
3년 전에 만성 B형간염으로 진단됨

GOT/GPT	41/31IU/L
ALP/γ-GTP	335/63IU/L
총단백질/알부민	6.3/3.3g/dL
총콜레스테롤	124mg/dL
빌리루빈(전체/직접형)	0.5/0.2mg/dL
프로트롬빈 시간	82%
소변 빌리루빈	-
소변 우로빌리노겐	+
대변색	노란색
일반혈액검사(CBC)	16.2-7, 800-254K
혈청 알파태아단백	137ng/mL

환자는 3년 전에 만성 B형간염으로 진단되었고, 그 후 정기적으로 간클리닉에서 경과를 관찰하는 중이었다. 내원하기 3개월 전에 시행한 간기능검사와 간초음파검사 결과는 정상이었다. 그 당시 결과를 확인하고 6개월 후에 다시 경과를 관찰하기로 계획하였다. 그런데 내원하기 4주일 전에 열감(febrile sense)이 있어 체온을 재보니 37.8℃였고, 그 이후로도 체온이 섭씨 37℃에서 38℃ 사이로 유지되었다. 크게 불편하지 않았지만 체온이 정상화되지 않아 예약을 앞당겨서 클리닉을 방문하였다.

병력청취와 신체검사를 마친 후에 서둘러 간기능검사를 포함한 몇 가지 일상적인 검사를 시행하고 그 결과를 확인하였다.

Q1. 위에 제시한 검사 결과를 분석한 후, 간의 제거 및 배설기능, 담즙정체 유무, 합성기능, 간세포 파괴 정도에 대해 설명해 보자.

이 환자의 간기능검사 결과를 가지고 여러 사람들에게 분석을 의뢰하면 정상인지 혹은 비정상인지, 비정상일 경우 어느 정도의 이상소견인지에 대해 각기 다른 판단을 할 가능성이 있다. 다시 말해, 판단이 쉽지 않을 수 있다. 이런 사실을 다른 방법으로 표현하자면, 임상에서 간기능검사 결과를 가장 효율적으로 이용하기 위해서는 특별한 임상기술이 필요하다는 이야기이다. 임상기술이라는 것은 그 속성상 정해진 해답이 없다. 어느 기술이 최고라고 명시적으로 정해 놓기 어렵다. 그러나 임상기술의 효과는 반드시 결과로 나타나게 마련이다. 숙련된 화가가 그린 작품이나 뛰어난 기술을 가진 요리사가 만든 김치찌개가 그렇듯이 말이다. 그렇기에 간기능검사의 해석은 말 그대로 예술이다. 한마디로 설명하기는 어려워도 어떤 해석방법의 임상적 효율은 끝내 드러날 것이고, 우리는 어떤 임상기술이든 선택해야만 하는 것이 현실이다.

지금부터 이 사례의 임상자료를 이용하여 필자가 수없이 많은 시행착오를 거쳐 임상경험 40년이 지난 지금까지도 견지하고 있는 간기능검사 결과 분석방법에 대해 설명하고자 한다.

(1) 간세포 괴사

혈청 GOT치와 혈청 GPT치 그리고 GOT/GPT비를 분석하여 간세포 괴사의 유무와 정도를 판단해 보자.

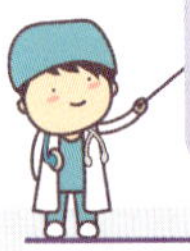

27세 남자, 4주간 오르내리는 발열을 주소로 내원함
3년 전에 만성 B형간염으로 진단됨

혈청 GOT	41IU/L
혈청 GPT	31IU/L
GOT/GPT비	1.32
일반혈액검사(CBC)	16.2-7, 800-254K

정상 범위: 혈청 GOT; <40IU/L
혈청 GPT; <40IU/L
헤모글로빈치; (남)13~17g/dL, (여)12~16g/dL
백혈구수; 4,000~10,000/mm^3
혈소판수; 150K~450K/mm^3

혈청 GPT치는 정상으로 보아도 좋겠으나, 혈청 GOT치는 정상 범위를 약간 벗어나 있다. 물론, 판독자에 따라 정상 범위가 <40IU/L인 혈청 GOT치가 41IU/L인 것을 '정상' 혹은 '거의 정상'으로 보기도 할 것이다. 같은 검체를 반복해서 검사할 경우, 어느 때에는 41이다가 어느 때에는 38일 수 있기 때문이다. 뭐 그렇게 틀린 것도 아니고 끝내 종합적인 해석에 큰 차이를 보이지 않을 수도 있다. 이 경우 필자는 '약간 상승 혹은 정상 범위 안에서 높은 편'이라고 판정한다. 그

리고 나중에 결과를 종합할 때, 양쪽 가능성을 모두 검토한다. GOT/GPT비는 1.32로서 정상(<1.0)보다 상승했다. 즉, '상승한 GOT/GPT비'로 판정한다.

이 상태를 종합하면, 만성 B형간염이 악화되어 간경변증으로 진행하였거나, 현재 경미한 간세포 손상이 존재할 가능성이 있는 것으로 보인다. 그러나 환자의 CBC 검사상 헤모글로빈치, 백혈구수 혹은 혈소판수의 감소가 관찰되지 않는 것으로 보아 이 상태에 대한 설명으로 후자의 가능성이 좀 더 높을 것으로 보인다.

(2) 제거 및 배설능력

혈청 빌리루빈치, 소변 빌리루빈, 소변 우로빌리노겐의 검출 여부와 정도 그리고 대변색을 종합하여 간의 제거 및 배설기능을 판단해 보자.

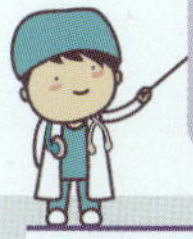

27세 남자, 4주간 오르내리는 발열을 주소로 내원함
3년 전에 만성 B형간염으로 진단됨

빌리루빈(전체/직접형)	0.5/0.2mg/dL
소변 빌리루빈	–
소변 우로빌리노겐	+
대변색	노란색

정상 범위: 혈청 빌리루빈(전체); 0.2~1.2mg/dL
혈청 빌리루빈(직접형); <0.5mg/dL

위의 간기능검사 자료들을 종합적으로 분석하면, 이 환자의 제거 및 배설기능은 '지극히 정상'인 것으로 판단할 수 있다.

(3) 합성기능

혈청 알부민치, 혈청 총콜레스테롤치, 프로트롬빈 시간으로 간의 합성능력을 판단해 보자.

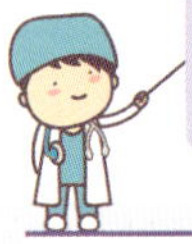

27세 남자, 4주간 오르내리는 발열을 주소로 내원함
3년 전에 만성 B형간염으로 진단됨

혈청 알부민	3.3g/dL
총콜레스테롤	124mg/dL
프로트롬빈 시간	82%

정상 범위: 알부민; 3.5~5.2g/dL
총콜레스테롤치; <200mg/dL
프로트롬빈 시간; 80~120%

혈청 알부민치, 총콜레스테롤치 그리고 프로트롬빈 시간 모두 간의 합성능력을 반영하는 간기능검사 항목들이다. 이 환자의 결과를 보면, 모두 정상치보다 낮아 보인다. 그러나 세 가지 검사 항목이 정상 범위로부터 벗어난 정도에 약간의 차이가 있어 보인다. 프로트롬빈 시간은 '정상범위 안에서 낮은 편'이다. 그리고 혈청 알부민치는 '정상치보다 약간 낮은' 상태이다. 반면에, 총콜레스테롤치는 '정상치보다 현저하게 낮은' 상태이다. 혈청 알부민치와 총콜레스테롤치의 저하된 정도 그리고 프로트롬빈 시간의 지연 정도가 비례적(proportional)이지 않다는 얘기다. 이상소견이 모두 간의 합성능력이 감소된 것 때문에 나타난 것이라면, 세 가지 검사 항목의 이상 정도가 비슷해야 하건만 이 환자의 경우에는 그렇지 못하다. 이와 같이 세 가지 검사 항목의 이상소견이 비례적이지 못한 이유는, 이 환자의 경우 간세포기능의 감소 이외에 간기능검사 항목의 결과를 왜곡할 만한 다른 원인이 존재하기 때문일 것으로 판단된다. 이 환자의 경우와 같이 프로트롬빈 시간의 지연보다 혈청 알부민치와 혈청 콜레스테롤치를 좀 더 저하시킬 수 있는 원인들로는, 영양 부족(malnutrition), 이화작용 항진(hypercatabolism), 체외 손실 등이 있다.

(4) 담즙정체

혈청 ALP치, 혈청 γ-GTP치 및 혈청 빌리루빈치를 이용하여 담즙정체의 유무와 정도에 대해 판단해 보자.

혈청 빌리루빈치는 정상이지만, 혈청 ALP치와 혈청 γ-GTP치는 상승되어 있다.

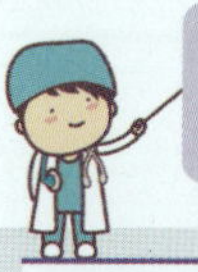

27세 남자, 4주간 오르내리는 발열을 주소로 내원함
3년 전에 만성 B형간염으로 진단됨

혈청 ALP	335IU/L
혈청 γ-GTP	63IU/L
혈청 빌리루빈	0.5mg/dL

정상 범위: 혈청 ALP치; 40~120IU/L
혈청 γ-GTP; (남) < 63IU/L, (여) < 27IU/L
혈청 빌리루빈 (전체); 0.2~1.2 mg/dL

혈청 ALP치는 정상 상한치(120IU/L)의 2 내지 3배 정도 상승했기 때문에 판독자에 따라 중등도 상승이나 현저한 상승으로 판단할 수 있다. 약간 애매한 부분이 있기 때문에 우리는 '중등도 혹은 현저한 상승'으로 판정하자. 혈청 γ-GTP치의 정상치는 <63IU/L이기 때문에

이 환자의 혈청 γ-GTP치는 '정상 범위 내에서 높은 편 혹은 경미한 상승'으로 판정할 수 있다.

혈청 빌리루빈치가 정상인 점, 소변 빌리루빈이 검출되지 않는 점, 혈청 ALP치가 중등도 이상 상승했으나 혈청 γ-GTP치는 경미한 정도로 상승한 점을 종합하면, 이 환자에서 혈청 ALP치의 중등도 혹은 현저한 상승은 담즙정체에 의한 것이 아니라 ALP의 생산과다 등 다른 원인에 의한 것일 가능성이 높은 것으로 판단된다.

그런데 동시에 시행한 혈청 알파태아단백(AFP)치가 중등도의 상승(137ng/mL: 정상 범위 <5ng/mL)을 나타내는 것을 감안하면 이 환자에서 혈청 ALP치의 상승은 간세포암종의 발생과 연관되었을 가능성이 높다고 판단된다.

분석이 여기에까지 이르러 젊은 청년에게 걱정스러운 합병증이 발생했을 가능성을 높게 고려하고 나니 필자는 임상의사의 본분을 잠깐 잊고 코끝이 찡해지는 것을 느낀다. 이런 순간에는 차라리 필자의 분석이 틀리기를 바라는 마음이 간절하다.

Q2. 위와 같은 분석 결과를 종합해 볼 때 어떤 상태가 의심되며 어떤 질병을 감별해야 하는가? 그리고 감별진단을 위해 다음에 시행해야 할 검사는 무엇인가?

앞에서 간기능검사 결과를 분석하면서 감별해야 할 상태에 대해 단편적으로 설명한 바 있다. 전체적으로 간기능검사 결과를 종합하면, 이 환자에서는 간담도 효소인 ALP와 GOT가 혈청으로 다량 분비되거나 유리되는 상태를 감별해야 할 것이다. 특히, 만성 B형간염 환자에서 혈청 AFP치가 상승해 있기 때문에 간세포암종의 가능성을 높게 보고 진단에 접근하여야 할 것이다. 또한 이 환자는 만성 B형간염으로 경과관찰 중이므로 간경변증이 동반되어 있는지 여부를 반드시 확인할 필요가 있을 것이다.

간담도 효소인 ALP와 GOT가 혈청으로 다량 분비되거나 유리되는 상태로서 아래에 열거한 질환들을 감별해야 한다.

(1) ALP와 GOT를 분비하는 종양

- 간세포암종
- 전이성 암종 등

(2) ALP와 GOT를 혈액으로 유리하는 질환

- 담도 폐쇄(담석증, 담도 종양, 췌장 질환)
- 미만성 침윤성 간질환(혈액암, 아밀로이드증, 간결핵, 호산구 침윤, 간농양 등)

위에 열거한 질병들을 감별하기 위하여 시행해야 할 검사는 복부 전산화 단층촬영이다. 아래에서 그 결과를 확인해 보자(그림 7.3).

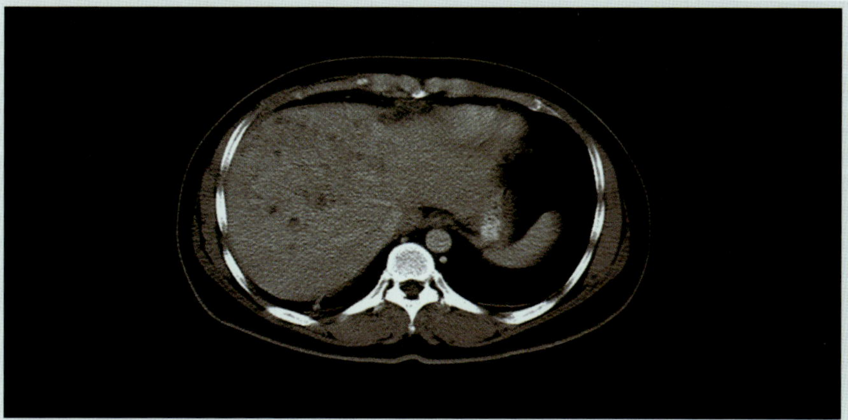

그림 7.3 장기간의 발열로 조기 내원한 만성 B형간염 환자에서 시행한 복부 전산화 단층촬영 소견
간의 우엽에 혼합 밀도의 광범위한 미만성 침윤성 병변이 발견된다. 그러나 영상검사상 간경변증의 근거는 저명하지 않다. 이 환자에서는 자기공명영상 등을 시행하여 추가로 감별진단을 시도하거나 확진을 위해 간조직 생검을 시행할 수 있다.

다음은 이 환자에서 확진을 위해 시행한 간조직검사 소견이다(그림 7.4).

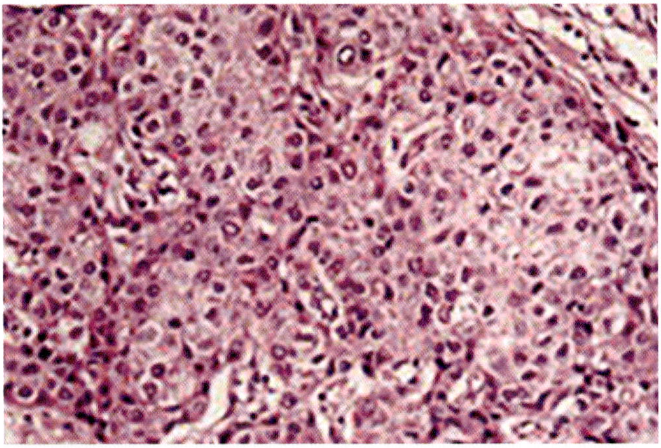

그림 7.4 장기간의 발열로 조기 내원한 만성 B형간염 환자에서 시행한 간조직검사 소견
간조직학적 소견상 간세포암종이 확인된다(H&E, x200).

Q3. 검사 결과를 모두 종합했을 때 이 환자의 진단명은 무엇인가?

이 환자에서 시행한 검사들을 종합적으로 분석한 결과
이 환자는 다음과 같이 진단되었다.

(1) 만성 B형간염

(2) 미만성 침윤성 간세포암종

만성 B형간염으로 경과 관찰 중이던 젊은이에게 불행하게도 간세포암종이 발생한 것이다. 이 환자는 2년간의 각종 항암치료 끝에 유명을 달리하였다. 못난 주치의의 손을 꼭 잡아주며 이승과 작별하였다. 다시 한번 고인의 명복을 빈다.

우리 모두 여기에서 잠시 쉬었다 가기로 하자.

5. 초음파검사상 간종괴가 발견된 만성 B형간염 환자 사례

기왕에 간세포암종 환자 사례를 경험한 김에, 전형적인 간세포암종 환자의 간기능검사 자료를 한 번 더 분석해 보기로 하자.

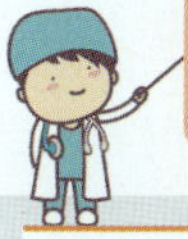

72세 남자 환자, 초음파검사상 간종괴 발견
18년 전에 만성 B형간염으로 진단됨

GOT/GPT	51/44IU/L
ALP/γ-GTP	245/173IU/L
총단백질/알부민	6.3/3.5g/dL
총콜레스테롤	182mg/dL
빌리루빈(전체/직접형)	0.6/0.2mg/dL
혈당(공복)	105mg/dL
프로트롬빈 시간	82%
소변 빌리루빈	-
소변 우로빌리노겐	-
대변색	노란색
혈청 알파태아단백	968ng/mL

Q1. 위에 제시한 검사 결과를 분석한 후 간의 제거 및 배설기능, 담즙정체 유무, 합성기능, 간세포 괴사 정도에 대해 설명해 보자.

(1) 간세포 괴사

혈청 GOT와 혈청 GPT치 그리고 GOT/GPT비를 분석하여 간세포 괴사의 유무와 정도를 판단해 보자.

72세 남자 환자, 초음파검사상 간종괴 발견
18년 전에 만성 B형간염으로 진단됨

혈청 GOT	51IU/L
혈청 GPT	44IU/L
GOT/GPT비	1.2

정상 범위: 혈청 GOT치; <40IU/L
혈청 GPT치; <40IU/L

혈청 GOT치와 혈청 GPT치는 경미한 상승을 보인다. GOT/GPT비는 정상(<1.0)보다 상승되어 있다. 경미한 간세포 괴사가 의심된다. 또한 동시에 간경변증이 동반되었거나 혈청 GOT의 상승을 유발할 수 있는 다른 질환이 동반되었을 가능성이 있다.

72세 남자 환자, 초음파검사상 간종괴 발견
18년 전에 만성 B형간염으로 진단됨

빌리루빈(전체/직접형)	0.6/0.2mg/dL
소변 빌리루빈	-
소변 우로빌리노겐	-
대변색	노란색

정상 범위: 혈청 빌리루빈(전체); 0.2~1.2mg/dL
혈청 빌리루빈(직접형); <0.5mg/dL

(2) 제거 및 배설능력

혈청 빌리루빈치, 소변 빌리루빈, 소변 우로빌리노겐의 검출 여부와 정도 그리고 대변색을 종합하여 간의 제거 및 배설기능을 판단해 보자.

간기능검사 결과를 종합적으로 검토하면 이 환자의 제거 및 배설기능은 '지극히 정상'인 것으로 판단할 수 있다.

(3) 합성기능

혈청 알부민치, 혈청 총콜레스테롤치, 프로트롬빈 시간으로 간의 합성능력을 판단해 보자.

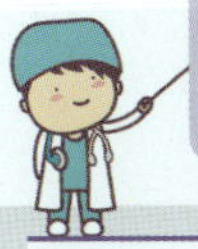

72세 남자 환자, 초음파검사상 간종괴 발견
18년 전에 만성 B형간염으로 진단됨

알부민	3.5g/dL
총콜레스테롤	182mg/dL
프로트롬빈 시간	82%

정상 범위: 알부민; 3.5~5.2g/dL
총콜레스테롤; <200mg/dL
프로트롬빈 시간; 80~120%

혈청 알부민치, 혈청 총콜레스테롤치 그리고 프로트롬빈 시간 모두 정상범위 안에 있기는 하지만 '정상 범위 내에서 낮은 편'에 속한다. 오래된 만성 B형간염이 간경변증으로 진행하였을 가능성이 있으나 대상부전(decompensation) 상태는 아닌 것으로 판단된다.

(4) 담즙정체

혈청 ALP치, 혈청 γ-GTP치 및 혈청 빌리루빈치를 이용하여 담즙정체 유무와 정도에 대해 판단해 보자.

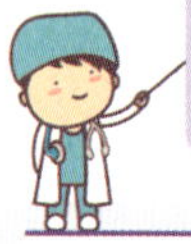

72세 남자 환자, 초음파검사상 간종괴 발견
18년 전에 만성 B형간염으로 진단됨

혈청 ALP	245IU/L
혈청 γ-GTP	173IU/L
혈청 빌리루빈치(전체)	0.6mg/dL

정상 범위: 혈청 ALP; 40~120IU/L
혈청 γ-GTP; (남) <63IU/L, (여) <27IU/L
혈청 빌리루빈(전체); 0.2~1.2mg/dL

혈청 빌리루빈치는 정상이지만, 혈청 ALP치와 혈청 γ-GTP치는 상승되어 있다. 혈청 ALP치는 정상 상한치(120IU/L)의 2배 정도 상승했고, 혈청 γ-GTP치는 정상치의 약 3배 정도 상승했기 때문에 두 수치가 비례적(proportional)이라고 판정할 수 있다. 판독자에 따라 혈청 ALP나 혈청 γ-GTP치의 상승 정도를 경도 혹은 중등도로 판정할 수 있다. 따라서 이 환자의 경우 혈청 ALP치와 혈청 γ-GTP치의 상승은 담즙정체에 의한 것과 ALP와 γ-GTP의 생산과다 등 다른 원인에 의한 것일 가능성을 모두 고려해야 할 것으로 판단된다.

그런데 동시에 시행한 혈청 알파태아단백(AFP)치가 현저한 상승(968ng/mL: 정상 범위 <5ng/mL)을 보이는 것을 감안하면, 이 환자에서 혈청 ALP치와 γ-GTP치의 상승은 간세포암종의 발생과 연관되

었을 가능성이 높다고 판단된다.

Q2. 이 환자의 검사 결과에 대한 분석을 통해 어떤 상태를 의심할 수 있으며 어떤 질병을 감별해야 하는가? 그리고 감별진단을 위해 다음에 시행해야 하는 검사는 무엇인가?

(1) 혈청 GOT치 및 혈청 GPT치의 경미한 상승은 이미 알고 있는 만성 B형 간염에 의한 것으로 생각된다. 지난 18년 동안 만성 B형간염으로 간클리닉에서 경과관찰을 한 병력은 어렵지 않게 이런 판단을 가능하게 한다.

(2) 경도 혹은 중등도의 혈청 ALP치와 혈청 γ-GTP치의 상승은 GOT/GPT비의 상승과 함께 고려할 때 몇 가지 가능성을 감별해야 한다. 우선, 간질환이 만성 B형간염에서 간경변증으로 진행했을 가능성을 생각해볼 수 있다. 또한 만성 B형간염 환자에서 급성 악화가 발생한 경우도 고려해야 한다. 그러나 그런 상황을 상정하기에는 혈청 ALP치와 혈청 γ-GTP치의 상승이 상대적으로 매우 심하다. 다음으로, 간세포암종이 발생한 경우에도 이와 같은 양상을 보일 수 있다. 그 가능성은 아직 남겨두어야 하겠다.

(3) 환자의 혈청 알부민치, 혈청 총콜레스테롤치 그리고 프로트롬빈 시간 모두 정상 범위에 있기는 하지만 '정상 범위 내에서 낮은 편'에 속한다. 이는 아마도 만성 B형간염에서 진행한 간경변증에 기인한 것으로 보인다. 함께 검사한 일반혈액검사상 범혈구감소증(pancytopenia)이 관찰되는 것을 감안하면 이러한 가능성이 높은 것으로 보인다(CBC: 11.1-4,100-137k).

(4) 혈청 알파태아단백치의 현저한 상승은 간세포암종의 발생을 시사한다. 참고로 믿을 만한 연구 결과에 의하면 혈청 알파태아단백치가 400ng/

mL 이상일 경우 간세포암종이 발생했을 확률은 95% 이상이었다.

이 환자에서 간세포암종의 발생을 확인하기 위해 다음에 시행할 검사는 복부 전산화 단층촬영이다. 그 결과를 확인해 보자(그림 7.5).

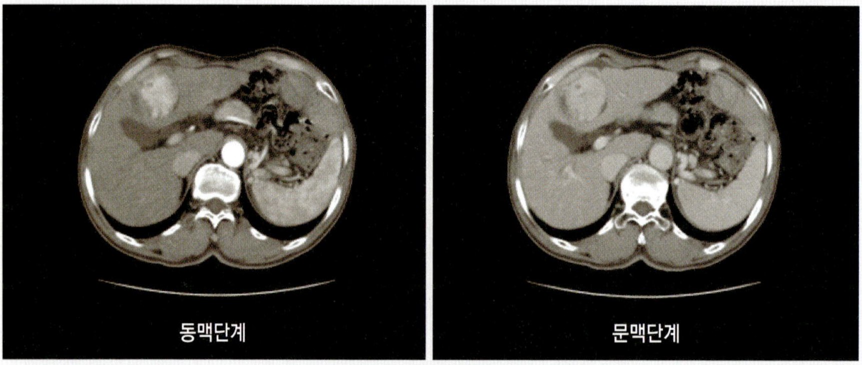

그림 7.5 초음파검사로 간종괴를 발견한 만성 B형간염 환자 사례
복부 전산화 단층촬영 결과, 동맥기에 고밀도 음영이 나타나고 문맥기에 이 음영이 조기 소실되는 소견이 관찰된다. 이는 간세포암종에 합당한 영상소견이다.

Q3. 검사 결과를 모두 종합했을 때 이 환자의 진단명은 무엇인가?

이 환자에서 시행한 모든 검사 자료들을 종합적으로 분석한 결과 이 환자는 다음과 같이 진단되었다.

(1) 만성 B형간염

(2) 간경변증

(3) 간세포암종

그리고 독성간염이나 지방간 등에 의한 급성 악화의 가능성도 고려해야(rule out) 할 것으로 보인다.

6. 간세포암종 환자에서 화학색전술 후 간기능검사 결과의 변화

요즘에는 간세포암종에 대한 비수술적 치료로서 화학색전술이 흔히 시행된다. 간세포암종에 혈액을 보내는 간동맥을 찾아낸 후 이를 통해 항암제를 주입하고 간동맥을 일시적으로 폐쇄함으로써 항암제 주사의 항암효과와 색전술로 인한 허혈성 간괴사 효과를 동시에 기대하는 치료법이다. 따라서 이 치료는 필연적으로 장단기적인 간손상을 일으킬 수밖에 없다. 치료 직후에는 허혈성 간손상을 일으키고 장기적으로는 간기능 감소와 함께 간섬유화에 따른 후유증을 유발할 수밖에 없다.

간세포암종 환자에서 화학색전술 후 나타난 간기능검사 이상소견의 변화

	치료 전	치료 후 1일	치료 후 2일	치료 후 30일
GOT/GPT	51/44IU/L	266/168	417/338	46/28
ALP/γ-GTP	245/173IU/L	251/152	304/158	191/106
총단백질/알부민	6.3/3.5g/dL	5.8/3.2	5.8/3.3	6.5/3.6
총콜레스테롤	182mg/dL	147	166	178
빌리루빈(전체/직접형)	0.6/0.2mg/dL	1.1/0.6	1.4/0.8	0.5/0.2
혈당(공복)	105mg/dL	128	86	92
프로트롬빈 시간	82%	69	66	81
소변 빌리루빈	-	-	-	-
우로빌리노겐	-	+	++	-
대변색	노란색	노란색	노란색	노란색
혈청 AFP	968ng/mL	-	-	160

앞서 사례연구에서 소개한 간세포암종 환자의 임상자료를 이용하여 화학색전술 이후에 발생한 허혈성 간손상의 결과로 나타난 간기능검사 이상소견의 시간 경과에 따른 변화를 분석하기로 하자.

Q1. 화학색전술 직후에 간기능검사상 어떤 이상소견이 나타났는가? 그리고 치료 후 1일, 2일 그리고 30일에 시행한 간기능검사 결과를 분석했을 때 시간 경과에 따라 어떤 변화가 있으며 그 의미는 무엇인가? 간기능의 네 가지 주요 범주로 구분하여 설명해 보자.

(1) 간세포 괴사

혈청 GOT치와 혈청 GPT치 그리고 GOT/GPT비의 변화를 분석해 보자.

치료 전에 경미한 상승을 보이던 혈청 GOT치와 혈청 GPT치는 화학색전술을 시행한 직후에 급격한 상승을 나타내고 시술 후 2일까지 악화하다가 30일에 치료 전 상태로 돌아간다. 물론 앞에서 다른 사례를 통해 분석한 대로, 허혈성 간손상으로 인한 간기능 이상은 2 내지 3일 후에 정점에 도달하고 그 후에 점차 회복하기 때문에 혈청 GOT치와 혈청 GPT치는 시술 후 30일에 검사하기 이전에 이미 원래 상태로 회복하였을 것으로 짐작된다.

GOT/GPT비는 시술 전에 1.2였는데, 시술 후 1일에 1.6, 2일에 1.2 그리고 30일에 1.6으로 큰 변화를 보이지 않았다. 이는 아마 간세포암종으로부터 간효소 GOT가 지속적으로 분비 혹은 유리됨으로써, GOT/GPT비가 허혈성 간손상에 의한 변화만을 반영하지 못하였기 때문일 것으로 생각된다. 따라서, 이 사례의 경우 GOT/GPT비는 간세포 손상 후 회복여부를 판단하는 지표로 이용하기에는 적절치 않다고 판단된다.

(2) 제거 및 배설능력

혈청 빌리루빈치, 소변 빌리루빈, 소변 우로빌리노겐 그리고 대변색의 변화를 살펴보자.

화학색전술 이전에 지극히 정상이던 제거 및 배설기능은 시술 후 약간의 변화를 나타낸다. 혈청 빌리루빈치는 시술 후 1일과 2일에 점차 증가하여 경미한 상승을 보이고 30일에는 정상화한다. 즉, 시술 후에 간세포의 제거 및 배설기능이 약간 감소하였다가 회복하였음을 확인할 수 있다. 앞에서 연구했던 다른 사례를 참고하면, 혈청 빌리루빈치는 혈청 GOT치나 혈청 GPT치보다 늦게 정점에 도달했다가 회복하였을 것으로 짐작된다.

소변 빌리루빈과 대변색은 변화를 나타내지 않았지만, 소변 우로빌리노겐은 시술 후 1일 그리고 2일에 각각 + 그리고 ++로 나타나 간세포의 제거 및 배설 기능에 약간의 장애가 있었음을 시사한다. 물론, 이 변화 역시 치료 후 30일에는 정상화한다.

(3) 합성기능

혈청 알부민치, 혈청 총콜레스테롤치, 프로트롬빈 시간의 변화를 살펴보자.

시술 전에 '정상 범위 내에서 낮은 편'이던 혈청 알부민치와 혈청 총콜레스테롤치가 시술 후 1일 그리고 2일에 좀 더 낮아지고 프로트롬빈 시간 역시 좀 더 지연되었다. 이는 허혈성 간염에 의해 간세포 기능이 저하된 것에 더해서 항암제 부작용으로 음식 섭취량이 감소한 영향일 것으로 판단된다. 한편, 이들 합성기능을 반영하는 검사 항목의 결과들은 시술 후 30일에 모두 원래 상태로 정상화하였다.

(4) 담즙정체

혈청 ALP치와 혈청 γ−GTP치의 변화를 살펴보자.

혈청 ALP치와 혈청 γ−GTP치는 시술 전과 비교했을 때, 시술 후 1일과 2일에 큰 변화를 나타내지 않았다. 그러나 시술 후 30일에는 두 수치 모두 낮아진 것이 확인된다. 애초에 우리는 이 환자의 혈청 ALP치와 혈청 γ−GTP치의 상승이 주로 간세포암종에서 ALP와 γ−GTP가 과다생산되었기 때문일 것으로 판단하였다. 그러므로 시술 후 30일에 혈청 ALP치와 혈청 γ−GTP치가 저하된 것은 화학색전술에 의해 간세포암종의 부피가 줄었기 때문으로 보인다. 이는 혈청 AFP치가 시술 후 30일에 감소한 것(968⇒160ng/mL)을 감안하면 매우 타당한 설명일 것이다.

7. 간세포암종으로 3년간 화학색전술을 받은 환자 사례

앞에서 기술한 바와 같이, 화학색전술을 반복함으로써 간조직에 반복적인 허혈성 간손상을 가하면 장기적으로 여러 가지 후유증을 유발할 수 있다. 이번에는 간세포암종 환자에서 장기간의 반복적 화학색전술 후에 간기능검사상 어떤 변화가 나타나는지에 대해 검토하기로 하자.

이번에 소개할 사례는 간세포암종으로 확진된 후 3년간 반복적으로 화학색전술을 받은 환자이다. 간기능검사를 포함한 주요 임상검사의 결과를 분석해 보자.

Q1. 장기간의 반복적 화학색전술 후에 간기능검사 결과가 어떻게 변화했는가? 그리고 그 변화의 의미는 무엇인가? 간기능의 네 가지 주요 범주로 나누어 설명해 보자.

56세 남자, 간세포암종으로 확진된 후 3년간 화학색전술을 받았음
HBsAg(-), Anti-HCV(-)

	진단 당시	1년 후	3년 후
GOT/GPT	59/103IU/L	35/37	64/49
ALP/γ-GTP	369/147IU/L	125/34	102/69
총단백질/알부민	6.7/3.4g/dL	7.3/4.1	7.5/4.5
총콜레스테롤	155mg/dL	99	119
빌리루빈(전체/직접형)	0.6/0.1mg/dL	0.7/0.3	1.5/0.2
프로트롬빈 시간	102%	94	102
일반혈액검사	13.8-4, 900-143K	12.9-3, 500-68K	12.2-2, 300-37K
소변 빌리루빈	-	-	-
소변 우로빌리노겐	-	-	-
혈청 AFP	8.8ng/mL	2.9	3.4

(1) 간세포 괴사

혈청 GOT치와 혈청 GPT치 그리고 GOT/GPT비의 변화를 분석해 보자.

진단 당시 경미한 상승을 보이던 혈청 GOT치와 혈청 GPT치는 장기간의 반복적 화학색전술을 시행한 후에도 진단 당시보다 더 상승하지 않았다. 화학색전술 직후에 간기능검사를 시행했다면 물론 간세포 괴사로 인해 혈청 GOT치와 혈청 GPT치가 상승했겠지만, 화학색전술로 인한 급성 간손상이 안정된 상태에서 시행한 간기능검사 결과이기 때문에 혈청 GOT치와 혈청 GPT치가 정상치보다 높지 않은 것으로 보인다. 즉, 화학색전술을 반복해서 시행한 경우라도 간세포 괴사가 지속되지는 않는 것으로 해석할 수 있다.

GOT/GPT비는 시술 전에 0.6이었는데, 시술 후 1년에 0.9, 3년에 1.3으로 점차 상승하는 경향을 보인다. 일반혈액검사상, 시간이 경과함에 따라, 백혈구수(4,900⇒3,500⇒2,300)와 혈소판수(143K⇒68K⇒37K)가 빠르게 감소하는 것을 감안하면, 이는 간섬유화가 진행되어 간경변증이 악화되었기 때문일 것으로 분석할 수 있다.

(2) 제거 및 배설능력

혈청 빌리루빈치, 소변 빌리루빈, 소변 우로빌리노겐의 변화를 보자.

장기간의 화학색전술 후, 혈청 빌리루빈치 그리고 소변 빌리루빈과 소변 우로빌리노겐 검출량에는 큰 변화가 없다. 단지, 전체 혈청 빌리루빈치가 약간 상승하였고(0.6⇒0.7⇒1.5), 특히 간접형 빌리루빈치가 상승하였다(0.5⇒0.4⇒1.3). 이는 간섬유화가 진행함에 따라 간내 단락(shunt)과 이를 통한 우회 혈류가 증가했기 때문일 것으로 짐작된다.

(3) 합성기능

혈청 알부민치, 혈청 총콜레스테롤치 그리고 프로트롬빈 시간의 변화를 살펴보자.

시술 전과 비교하여 혈청 알부민치, 혈청 총콜레스테롤치 그리고 프로트롬빈 시간은, 약간의 기복이 있어 보이지만, 3년 동안 큰 차이를 나타내지 않는다. 장기간의 반복적인 화학색전술에도 불구하고 간의 합성능력은 크게 감소하지 않았음을 확인할 수 있는 소견이다.

(4) 담즙정체

혈청 ALP치와 혈청 γ-GTP치의 변화를 살펴보자.

전체적으로 혈청 ALP치와 혈청 γ-GTP치는 3년 동안 점차적으로 감소하는 경향을 나타낸다. 이 환자의 혈청 ALP치와 혈청 γ-GTP치의 상승이 주로 간세포암종에서 기인한 것으로 보이기 때문에, 혈청 ALP치와 혈청 γ-GTP치의 감소는 화학색전술에 의해 간세포암종의 부피가 점차 줄어들었기 때문으로 보인다.

이 사례와 같이 장기간의 반복적 허혈성 간손상을 받은 환자의 경우, 간세포 기능은 비교적 잘 유지되는데 반하여 간섬유화는 상대적으로 빠르게 진행하는 것으로 보인다. 그러므로 간경변증을 동반한 간세포암종 환자에게 반복적으로 화학색전술을 시행하는 경우에는, 간세포부전증보다 간섬유화의 진행으로 인한 합병증들, 즉 복수와 복막염 혹은 정맥류 출혈 등에 대한 예방과 치료에 좀 더 힘을 기울일 필요가 있을 것으로 보인다.

8. 간경변증의 원인에 따른 임상 경과의 차이: 간기능검사 결과를 중심으로

앞서 소개한 사례에서 유추할 수 있는 것처럼, 간경변증 환자에서 나타나는 간세포기능의 손실과 간섬유화의 정도는 간손상의 원인에 따라 다를 수 있다. 즉, 간손상의 원인에 따라 간경변증 환자에서 흔히 발생하는 합병증의 빈도나 종류가 다를 수 있다. 그러므로 간경변증 환자를 관리함에 있어서 이와 관련된 분석 자료는 합병증을 예방하기 위한 계획이나 합병증을 조기에 발견하여 적절히 조절하기 위한 치료계획을 수립하는데 매우 유용하게 활용될 수 있을 것이다.

임상적으로도 우리는 이미 간손상의 원인에 따라 간세포기능의 손실과 간섬유화의 정도가 비례하지 않을 수 있음을 짐작해 왔다. 그림 7.6의 전산화 단층촬영 사진을 보자. 왼쪽은 알코올성 간염에 의한 간경변증 환자의 사진이고 오른쪽은 원발성 담즙성 간경변증 환자의 사진이다. 일견 차이가 있어 보이지 않는가? 두 사진에서 모두 복수가 보인다. 그러나 왼쪽 사례의 간 표면은 비교적 매끄러운데 반해 오른쪽 사례의 간 표면은 울퉁불퉁하다. 왼쪽 사진에서 비장이 매우 커져 있는데 반해 오른쪽 사진의 비장은 그렇게 커 보이지 않는다. 두 사례가 모두 간경변증 환자인데도 영상검사 소견에 큰 차이를 보인다. 이는 간손상의 원인에 따라 간세포 괴사, 간섬유화 그리고 재생결절 생성의 정도에 차이가 있기 때문으로 짐작된다.

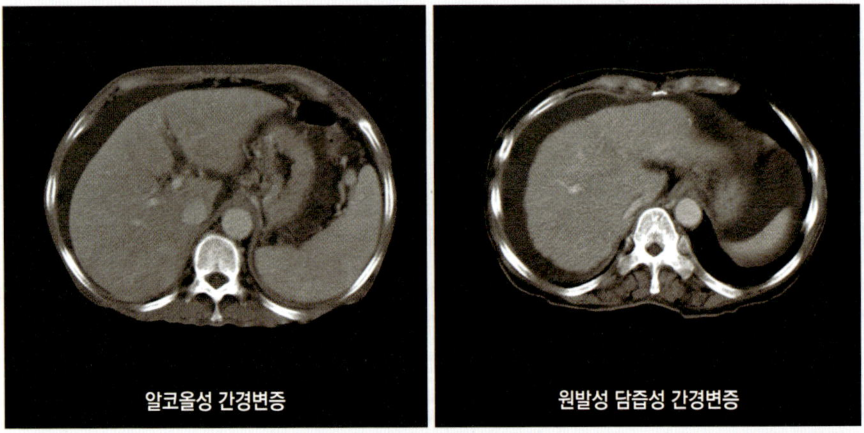

그림 7.6 알코올성 간경변증과 원발성 담즙성 간경변증 환자의 복부 전산화 단층촬영 소견
알코올성 간경변증 환자의 간 표면은 비교적 매끄러운 데 반해 원발성 담즙성 간경변증 환자의 간 표면은 울퉁불퉁하다. 알코올성 간경변증 환자의 비장이 매우 커져 있는 반면, 원발성 담즙성 간경변증 환자의 비장은 커지지 않았다.

그러면 이제부터 간손상의 원인에 따라 간경변증 환자의 간세포기능과 간섬유화 정도가 어떻게 다른지에 대해 사례연구를 통해 비교해 보기로 하자.

1) B형 간염바이러스에 의한 간경변증 환자 사례

우선 B형 간염바이러스에 의한 간경변증 환자의 검사 결과를 소개한다.

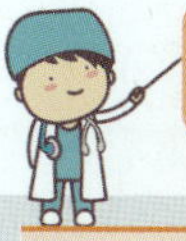

55세 남자, B형 간염바이러스에 의한 간경변증 환자

	최초 내원 당시	1년 후	3년 후
GOT/GPT	90/76IU/L	69/47	63/63
ALP/γ-GTP	153/23IU/L	111/10	72/14
총단백질/알부민	6.5/3.5g/dL	5.7/2.7	5.2/2.5
총콜레스테롤	139mg/dL	86	57
빌리루빈(전체/직접형)	1.6/0.5mg/dL	3.0/1.3	5.4/2.2
프로트롬빈 시간	67%	42	35
일반혈액검사	11.2-4, 200-45K	10.5-3, 300-40K	9.4-2, 300-27K
소변 빌리루빈	-	-	+
우로빌리노겐	-	+	+
기타			세균혈증, 간성 혼수

Q1. 최초 내원 후 3년간 관찰한 간기능검사 소견의 변화는 어떠했으며 그것이 무엇을 의미하는가?

지금까지 간기능검사 소견들을 간기능의 네 가지 주요 범주로 구분하여 분석하는 연습을 꾸준히 해왔기 때문에 이제부터는 이 과정을 건너뛰기로 한다. 이 과정이 불필요하기 때문에 생략하는 것이 아니고 각자 머릿속으로 혹은 메모지에 적어가며 분석할 것이라 굳게 믿고 이 과정을 생략하는 것이다. 필자의 생각이

옳은 판단임을 여러분들이 입증해줄 것으로 믿어 의심치 않는다.

(1) 합성기능의 점차적 감소

처음 내원한 후 3년간 혈청 알부민치, 혈청 총콜레스테롤치 그리고 프로트롬빈 시간의 변화를 살펴보면 시간이 경과함에 따라 모두 다 점차적으로 감소함을 알 수 있다. 이는 시간이 경과함에 따라 환자의 간세포 기능이 점차적으로 악화하고 있음을 반영하는 소견이다.

(2) 범혈구감소증의 점차적 악화

일반혈액검사상, 헤모글로빈치, 백혈구수 그리고 혈소판수가 모두 시간이 경과함에 따라 차츰 더 감소하는 것을 확인할 수 있다. 이는 시간이 경과함에 따라 간섬유화가 진행하여 비장종대와 이에 따른 범혈구감소증이 악화하고 있음을 나타내는 소견이다.

(3) 혈청 빌리루빈치의 점차적 상승

전체 혈청 빌리루빈치와 직접형 빌리루빈치 모두 시간이 경과함에 따라 상승하는 것을 볼 수 있다. 그리고 내원 후 3년이 지나면서 세균혈증과 간성 혼수가 나타나는 점도 큰 변화이다.

이 환자에서는 간세포기능이 저하됨과 동시에 비례해서 간섬유화도 진행했을 것으로 보인다. 그 결과, 간세포의 제거 및 배설 기능이 감소하고 또한 간섬유화 부위 안에 단락(shunt)의 수와 범위가 증가함으로써 위와 같은 임상소견이 나타난 것으로 판단된다.

2) 알코올성 간경변증 환자 사례

그럼 이제 알코올성 간경변증 환자의 간기능검사 결과를 나란히 분석하여 그 차이를 비교해 보기로 하자.

53세 남자, 알코올성 간경변증 환자

	최초 내원 당시	1년 후	3년 후
GOT/GPT	47/39IU/L	121/120	54/45
ALP/γ-GTP	254/125IU/L	247/190	167/166
총단백질/알부민	6.8/3.6g/dL	6.5/3.1	6.8/3.4
총콜레스테롤	202mg/dL	140	147
빌리루빈(전체/직접형)	1.0/0.3mg/dL	2.5/1.1	1.5/0.7
프로트롬빈 시간	87%	81	78
일반혈액검사	13.9-6, 300-144K	12.2-4, 600-81K	11.5-3, 100-49K
소변 빌리루빈	-	-	-
소변 우로빌리노겐	-	-	+
기타	정맥류 출혈		정맥류 출혈, 간성 혼수

Q1. 최초 내원 후 3년간 관찰된 간기능검사 소견의 변화는 어떠했으며 그것이 무엇을 의미하는가?

(1) 비교적 잘 보존된 합성기능

처음 내원한 후 3년간 혈청 알부민치, 혈청 총콜레스테롤치 그리고 프로트롬빈 시간의 변화를 살펴보면 합성기능이 약간 저하되었지만 앞서 소개한 B형 간염바이러스에 의한 간경변증 환자에 비해 간세포기능이 비교적 잘 보존된 상태임을 알 수 있다.

(2) 범혈구감소증의 점차적 악화

일반혈액검사상, 헤모글로빈치, 백혈구수 그리고 혈소판수가 모두 시간이 경과함에 따라 차츰 감소하는 것을 확인할 수 있다. 같은 기간 동안 간세포기능이 비교적 잘 보존된 점을 감안하면 이와 같은 변화는 매우 두드러진 소견이다. 이는 시간이 경과함에 따라, 간세포기능은 비교적 잘 보존된 반면, 간섬유화가 빠르게 진행하여 비장종대와 이에 따른 범혈구감소증이 악화하고 있음을 나타내는 소견이다.

(3) 반복적인 정맥류 출혈과 간성 혼수의 발생

시간 경과에 따라 간섬유화와 이에 따른 문맥압 항진증이 악화한 결과로 판단된다.

지금까지 대비되는 두 사례에서 얻은 간기능검사 결과를 분석하여 장기간 동안 환자의 상태가 어떻게 변화해 왔는지를 추적하였다. 그 결과, 두 사례에서 크게 다른 변화가 나타난다는 사실을 확인하였다.

B형 간염바이러스에 의한 간염은 간소엽 구조 중 주로 문맥주위부에 염증과 간괴사를 일으킨다. 이런 간손상이 반복됨으로써 특히 문맥주위부에 간섬유화가 이어지고 재생결절이 형성됨으로써 간경변증이 발생하는 것이다. 반면에, 알코올성 간염은 주로 중심정맥주위부에서 혹은 간조직 전체에서 골고루 염증과 간괴사가 발생한다. 그리고 이런 간손상이 반복됨으로써 주로 중심정맥주위부에 간섬유화가 심해지고 재생결절이 생겨서 간경변증을 일으키게 된다. 다시 말해, 간손상의 간소엽내 위치에 따라 간괴사와 간섬유화가 비례적으로 나타날지 혹은 간괴사보다 간섬유화가 더 심하게 발생할지가 결정되는 것이다.

이런 사실은 임상적으로 매우 중요한 의미를 가진다. B형 간염바이러스에 의한 간경변증 환자를 치료함에 있어서는 간세포기능을 보존하고 개선하는 일과 문맥압항진증으로 인한 합병증을 관리하는 일을 모두 고려해야 한다. 하지만 알코올성 간경변증 환자에서는, 경경정맥 경간 문맥전신계 단락조성술(transjugular intrahepatic portosystemic shunt stent, TIPSS)을 시행하는 경우와 같이 간세포기능이 어느 정도 희생되더라도 문맥압항진증을 해결하는 치료가 환자에게 상대적으로 더 많은 도움을 줄 것이다.

9. 반복적인 위정맥류 출혈로 내원한 간경변증 환자 사례

지금까지 여러 사례들을 연구하면서 함께 생각을 맞추어 온 독자들은 이제 간단한 간기능검사 결과를 분석하는 데에 많이 익숙해졌을 것으로 믿는다. 그러므로 지금부터는 좀 더 복합적인 사례를 이용하여 한 단계 높은 수준의 분석을 시도해도 좋을 듯하다.

이번에 소개할 사례는 위급한 상황에서 응급실을 방문한 후 서둘러 응급 조치와 함께 간기능검사를 포함한 응급 검사를 시행한 환자이다. 검사 결과를 시급히 확인하여 빠른 시간 내에 분석한 후 적절한 조치를 서둘러야 했던 사례이다.

지난 10년간 습관적으로 과량의 음주를 해오던 49세 남자 환자가 아침에 일어나자마자 다량의 피를 토한 후 응급실로 실려왔다. 먼저 환자의 검사 결과를 분석해 보자.

Q1. 검사 결과에서 어떤 소견을 관찰하였는지 설명해 보자.

이 환자의 검사 결과를 분석해 보면;

(1) 혈청 GPT치는 정상이지만, 혈청 GOT치는 약간 상승되어 있고,

49세 남자, 토혈을 주소로 응급실로 내원함
10년간 습관적으로 과량의 음주

GOT/GPT	77/32IU/L
ALP/γ-GTP	235/263IU/L
총단백질/알부민	4.8/2.0g/dL
총콜레스테롤	65mg/dL
빌리루빈(전체/직접형)	0.8/0.2mg/dL
프로트롬빈 시간	76%
일반혈액검사	7.7-1, 200-34K
소변 빌리루빈	-
소변 우로빌리노겐	-
대변색	노란색
AFP	2.0ng/mL

GOT/GPT비도 상승되어 있다.

(2) 혈청 빌리루빈치와 소변 및 대변검사로 분석한 간의 제거 및 배설 기능은 정상이다.

(3) 간의 합성능력을 반영하는 평가 항목을 분석한 결과, 프로트롬빈 시간은 경미하게 지연되어 있는데 반해, 혈청 알부민치와 혈청 콜레스테롤치는 심하게 저하되어 있다.

(4) 담즙정체를 반영하는 혈청 간담도 효소치 중, 혈청 ALP치는 경도 내지 중등도의 상승을 보인 반면, 혈청 γ-GTP치는 심한 상승을 나타낸다.

(5) 심한 범혈구감소증이 관찰된다.

Q2. 간기능검사 결과를 분석한 결과 환자는 어떤 상태로 판단되는가?

(1) 만성 알코올성 간염: 환자의 병력(10년간 습관적으로 과량의 음주)과 함께, 경미한 혈청 GOT치의 상승, 경미한 혹은 중등도의 혈청 ALP치의 상승 그리고 심한 혈청 γ-GTP치의 상승(혈청 ALP치의 상승 정도보다 심한)을 종합하면, 만성 알코올성 간염 환자로 진단할 수 있다. 그러나 이와 유사한 간기능검사 소견을 나타낼 수 있는 질환들도 반드시 감별해야 한다.

이러한 소견을 보일 수 있는 다른 질환들 중 그 빈도가 흔한 것은 당뇨병이나 비만에 의한 지방간과 독성 간염이다. 이러한 질환들은 병력청취, 신체검사 그리고 간단한 검사실 검사로 확인할 수 있다. 이 환자의 경우에는, 추가적으로 확인한 결과 그 가능성이 매우 적은 것으로 판단하였다.

(2) 간부전증: 프로트롬빈 시간의 지연, 혈청 알부민치와 혈청 콜레스테롤치의 저하를 종합하면 이 환자는 간부전증 상태로 판단된다. 즉, 간세포기능이 저하된 상태로 보인다. 그런데 간기능검사 결과를 좀더 세심하게 살펴보면 간세포기능 저하의 정도는 심하지 않을 가능성이 높다. 그 이유는 혈청 빌리루빈치가 정상이고 프로트롬빈 시간의 지연이 경미하기 때문이다.

그러므로 혈청 콜레스테롤치와 혈청 알부민치의 저하 정도가 매우 심한 것은 간부전증 이외에 다른 문제가 함께 존재하기 때문일 것으로 생각된다. 영양실조 등에 의해 환자의 혈청 콜레스테롤치와 혈청 알부민치가 간의 합성 능력에 의해 나타날 수 있는 수치보다 더 심하게 저하되었을 가능성이 크다. 게다가 혈청 알부민치는 체외 손실(소화관, 신장, 염증 부위 등)에 의해 추가로 더 저하되었을 가능성도 있을 것으로 판단된다.

(3) 간경변증: 범혈구감소증이 심한 것을 분석하자면 알코올성 간경변증에 의해 비장종대가 동반되어 그 결과로 헤모글로빈치, 백혈구수 그리고 혈소판수가 감소했을 것으로 보인다. 이 시점에서 환자의 검사 결과를 다른 각도로 다시 분석해 보자. 앞서 간세포기능의 감소 정도가 심하지 않을 것이라고 지적한 바를 기억하면 범혈구감소증의 정도로 미루어 짐작할 수 있는 간섬유화 정도는 상대적으로 매우 심한 것으로 분석할 수 있다.

이와 같이, 간경변증 환자에서 간기능검사나 환자의 임상소견을 분석할 때 간세포기능과 간섬유화 정도를 상대적으로 비교할 수 있는 능력을 키워야 한다. 하지만 이러한 능력을 배양하기 위해서는 비교적 많은 임상경험이 필요할 것으로 생각된다.

(4) 환자의 혈액내 헤모글로빈치가 백혈구수와 혈소판수에 비해 상대적으로 더 낮아 보인다. 간경변증이 진행함에 따라 비례적으로 나타날 수 있는 소견과 비교하면 말이다(물론 이와 같은 비례성과 그 정도를 이해하고 임상에서 이용하기 위해서는 많은 임상 경험이 필요할 것이다). 그러므로 출혈과 같이 빈혈을 악화시킬 수 있는 임상 상황을 서둘러 확인할 필요가 있을 것으로 보인다.

환자가 토혈을 주소로 내원하였기 때문에 응급조치 후 식도위내시경 검사를 시행하였다(그림 7.7).

Q3. 이 환자의 최종 진단은 무엇인가?

이 환자에서 얻은 임상 자료들을 종합하면
이 환자의 진단명은 다음과 같다.

(1) 알코올성 간경변증

(2) 식도정맥류 출혈

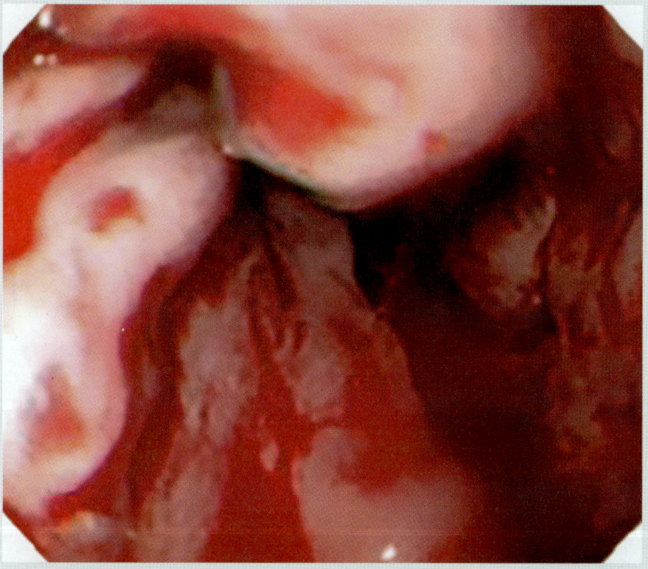

그림 7.7 **토혈을 주소로 내원한 49세 남자 환자의 식도위내시경검사 소견**
저명한 식도정맥류와 함께 활동성 출혈이 관찰된다.

10. 우상복부 통증을 주소로 내원한 환자 사례

다시 강조하지만 임상에서 간기능검사를 효율적으로 이용하기 위해서는 여러 가지 검사 항목을 세밀하게 분석하고 그 의미를 정확히 파악하는 임상기술이 필수적이다.

여기에 간기능검사가 매우 역동적이고 유익한 역할을 담당함으로써 환자의 질환을 빠르고 정확하게 진단할 수 있었던 사례를 소개한다. 이 사례에서 간기능검사 결과를 분석하는 일은 간단하지 않지만 지금까지 함께 생각을 맞추어 온 독자들은 어렵지 않게 그 과정을 수행할 수 있을 것으로 믿는다.

우상복부(right upper quadrant) 통증, 적색 소변 그리고 소양감(itching sense)을 주소로 내원한 환자의 간기능검사 결과를 분석해 보자.

61세 여자, 우상복부 통증(4개월 전)
소양감과 적색 소변(1주일 전)

GOT/GPT	84/108IU/L
ALP/γ-GTP	825/246IU/L
총단백질/알부민	6.4/3.2g/dL
총콜레스테롤	155mg/dL
빌리루빈(전체/직접형)	14.5/9.4mg/dL
프로트롬빈 시간	87%
소변 빌리루빈	++
소변 우로빌리노겐	-
대변색	회색
CEA	76.4ng/mL

정상 혈청 암배아항원(carcinoembryonic antigen, CEA): <5ng/mL

Q1. 검사 결과에서 어떤 소견을 관찰하였는지 설명해 보자.

이 환자의 검사 결과를 분석해 보면

(1) 혈청 GOT치와 혈청 GPT치의 중등도 상승이 관찰된다.

(2) 혈청 ALP치와 혈청 γ-GTP치의 현저한 상승이 관찰된다.

(3) 심한 직접형-우세 고빌리루빈혈증이 관찰된다.

(4) 소변 빌리루빈이 검출되는데 소변 우로빌리노겐은 검출되지 않는다.

(5) 회색변이 나타난다.

(6) 간의 합성기능은 정상이다.

Q2. 간기능검사 소견에 대해 어떻게 해석할 수 있는가?

이 환자의 간기능검사 결과를 분석해 보면 한마디로 심한 담즙정체 상태이다. 이 경우 우리는 우선 급성 일시적 담즙정체와 만성 지속적 담즙정체를 감별해야 한다. 이런 감별진단을 위한 간기능검사 결과 분석에 대해서는 앞에서 자세히 기술한 바 있다(6장 참조).

독자들의 편의를 위해 두 경우의 간기능검사 결과를 비교한 도표를 다시 한번 나란히 제시해 본다.

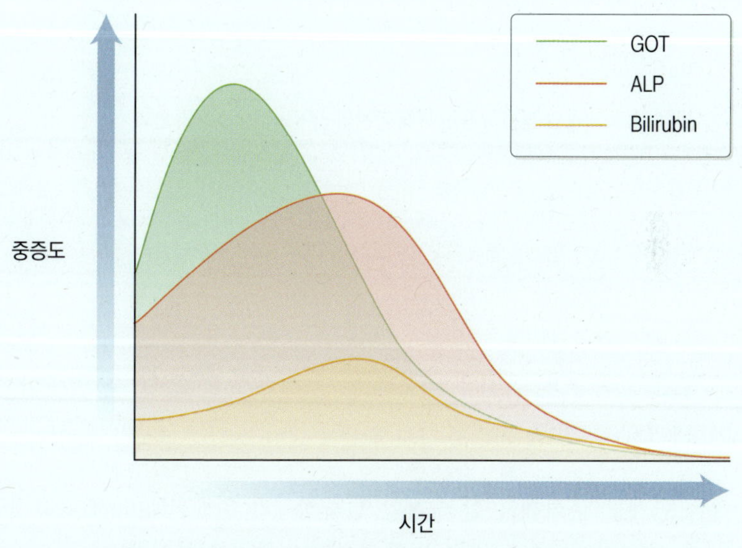

그림 7.8 일시적 급성 담도 폐쇄 환자의 간기능검사 소견의 변화

[총담관 담석증으로 인한 담도 폐쇄 이후에 담석이 담관에서 빠져나간 사례에서 혈청 GOT(혹은 GPT)치, ALP치 그리고 빌리루빈치의 시간경과에 따른 변화] 혈청 GOT(GPT)치가 가장 먼저 그리고 가장 심하게 상승한다. 다음으로 ALP치가 상승하고 뒤따라서 혈청 빌리루빈치가 높아진다. 이와 같이 상승한 간담도 효소와 빌리루빈 수치는 담도가 개통되면, 즉 담석이 담관에서 빠져나가면 빠른 속도로 정상화한다.

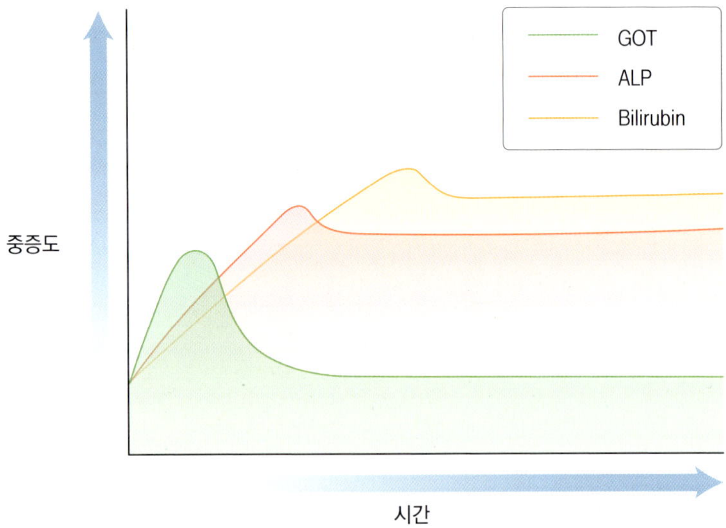

그림 7.9 지속적 점진적 담도 폐쇄 환자의 간기능검사 소견의 변화

[췌두부암종 환자에서 관찰한 혈청 GOT(혹은 GPT)치, ALP치 그리고 빌리루빈치의 시간 경과에 따른 변화] 혈청 GOT(GPT)치가 제일 먼저 상승하고 다음으로 ALP치가 상승하며 뒤따라서 혈청 빌리루빈치가 높아진다. 혈청 GOT(혹은 GPT)치는 상대적으로 낮은 수치를 나타내고 일정 시간 후에는 점차적으로 감소하여 끝내 경미하게 상승한 상태를 유지한다. 반면에, 혈청 ALP치와 빌리루빈치는 지속적으로 높은 수치를 나타낸다.

두 도표(그림 7.8, 7.9)를 비교해 보면 어렵지 않게 알 수 있듯이 이 환자의 담즙정체는 만성 지속적 담도 폐쇄에 의한 것으로 분석할 수 있다.

다음 단계로 분석해야 할 숙제는 담즙정체가 완전한(complete) 것인지 혹은 부분적이거나 불완전한(incomplete) 것인지를 감별해야 한다. 이 환자의 경우, 회색변이 관찰되고 소변 빌리루빈이 다량 검출되지만 소변 우로빌리노겐은 검출되지 않는 점을 감안하면 담도를 통해 담즙의 배설이 완전히(complete) 차단된 것으로 판단된다.

Q3. 이 환자에서 감별해야 할 질환에는 어떤 것들이 있는가? 이를 위해 가장 먼저 시행해야 할 검사는 무엇인가?

여기까지 간기능검사 결과를 분석한 후에 우리는 이 환자의 상태를 '완전한 만성 담즙정체(chronic cholestasis, complete)로 파악할 수 있다.

이런 상태를 유발할 수 있는 질환으로는 아래에 열거한 것들이 있다.

(1) 간내(intrahepatic) 담즙정체를 일으키는 질환: 약인성 간염, 자가면역성 간염 등

(2) 간외(extrahepatic) 담즙정체를 일으키는 질환: 담도암종, 췌두부암종, 파터 유두암종, 십이지장 종양 등

이러한 질환들을 감별하기 위해 복부 전산화 단층촬영을 시행하였고 그 결과는 아래와 같다(그림 7.10).

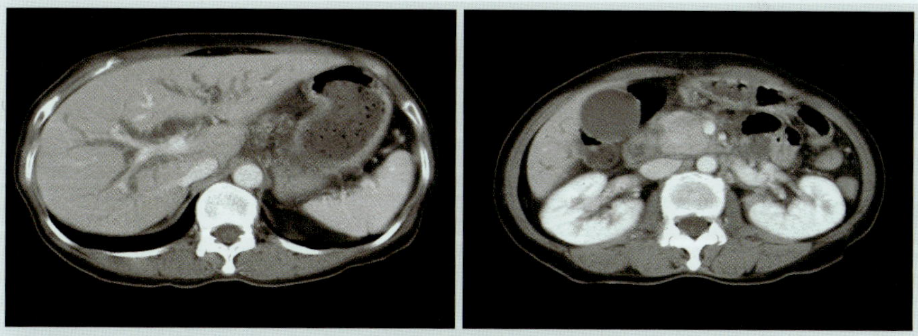

그림 7.10 우상복부 통증, 적색 소변 그리고 소양감을 주소로 내원한 61세 여자 환자의 복부 전산화 단층촬영 소견
현저한 간내 담도 및 총담관 확장과 췌장 두부 종괴가 관찰된다. 췌두부암종의 전형적인 영상소견이다.

Q4. 이 환자의 최종 진단은 무엇인가?

앞에서 분석한 임상 자료들과 함께 혈청 CEA치가 현저히 상승한 소견을 종합하면 이 환자의 진단명은 다음과 같다.

(1) 췌두부암종

(2) 폐쇄성 황달

11. B형 간염바이러스에 의한 간경변증 환자에서 발열과 오한이 발생한 사례

드디어 우리는 마지막 사례에 이르렀다. 마지막에 이 사례를 배치한 것은 이 사례의 문제를 정확히 파악하고 효율적으로 해결하기 위해서는 지금까지 우리가 수련해 온 모든 분석기술을 총동원할 필요가 있기 때문이다. 지금까지 우리가 함께 수련해 온 임상기술을 총동원해서 마지막 사례를 원활하게 해결함으로써 뿌듯한 마음으로 우리의 사례연구를 마감하기로 하자.

50세 남자 환자가 2일 전에 발생한 발열과 오한을 주소로 내원하였다. 그는 수년 전부터 B형 간염바이러스에 의한 간경변증으로 간클리닉에 다니던 환자이다. 이번에 내원할 당시 시행한 간기능검사 결과를 분석해 보자.

Q1. 검사 결과에서 어떤 소견을 관찰하였는지 설명해 보자.

이 환자의 검사 결과를 분석해 보면;

(1) 경미한 혈청 GOT치 및 혈청 GPT치의 상승이 관찰된다. GOT/GPT비는 약간 상승했지만(1.1에서 1.3으로), 내원 1개월 전에도 1 이상의 수치를 나타냈다는 점을 감안하면 두드러진 변화로 보이지는 않는다.

50세 남자, 2일 전에 발생한 발열과 오한을 주소로 내원
수년 전 B형 간염바이러스에 의한 간경변증으로 진단됨

	내원 1개월 전	입원 당시
GOT/GPT	40/36IU/L	58/45
ALP/γ-GTP	61/15IU/L	72/27
총단백질/알부민	7.8/2.8g/dL	7.2/2.1
총콜레스테롤	64mg/dL	57
빌리루빈(전체/직접형)	4.7/2.5mg/dL	7.7/3.1
프로트롬빈 시간	49%	41
BUN/Cr:	13/0.7mg/dL	33/1.4
일반혈액검사	10.7-3, 200-63K	12.3-11, 000-83K
소변 빌리루빈	+	+
소변 우로빌리노겐	-	+

정상 범위: 혈액요소질소(blood urea nitrogen, BUN); 7~20mg/dL
크레아티닌(creatinine, Cr); 0.6~1.2mg/dL

(2) 내원 1개월 전부터 직접형-우세 고빌리루빈혈증이 있었으나 내원 후에 좀 더 심해졌고 특히 간접형 빌리루빈치의 상승이 상대적으로 두드러졌다.

(3) 혈청 알부민치의 저하, 혈청 콜레스테롤치의 저하 그리고 프로트롬빈 시간의 지연이 관찰된다. 혈청 콜레스테롤치의 저하 그리고 프로트롬빈 시간의 지연의 정도는 경미한 데 반해 혈청 알부민치의 저하는 상대적으로 심하다.

(4) 내원 후에 검사한 소변 우로빌리노겐이 양성이다.

(5) 혈청 BUN치와 혈청 크레아티닌치가 상승했다.

(6) 말초혈액내 백혈구수가 증가되어 있다.

Q2. 위와 같은 간기능검사 소견을 어떻게 해석할 수 있는가?

(1) 경미한 혈청 GOT치 및 혈청 GPT치 상승과 GOT/GPT비의 경미한 상승은, 말초혈액내 백혈구수의 증가와 함께 분석하면, 감염증에 의한 것일 가능성이 높다.

(2) 소변 우로빌리노겐의 검출은 간의 제거 및 배설기능이 경미하게 저하된 결과로 보인다.

(3) 내원 1개월 전의 검사에 비해 혈청 알부민치와 혈청 콜레스테롤치가 저하되고 프로트롬빈 시간이 지연된 것은 간의 합성기능이 감소한 결과로 보인다. 그리고 혈청 알부민치의 저하가 상대적으로 심한 것은 추가로 알부민 손실이 동반되었을 가능성을 고려해야 할 것으로 판단된다.

(4) 내원 전부터 있었던 직접형-우세 고빌리루빈혈증이 내원 후에 심해지고 특히 간접형 빌리루빈치가 더 상승한 것은 간의 제거 및 배설기능 저하와 함께 용혈 같이 간접형 빌리루빈 생산을 촉진하는 상황이 발생했을 가능성이 있을 것으로 판단된다.

(5) 혈청 BUN치와 혈청 크레아티닌치의 상승은 감염증에 의해 이화작용이 항진된 상태에서 혈청 알부민치의 저하로 인해 신장으로 가는 혈류량이 줄어든 결과로 분석된다.

Q3. 다음에 시행해야 할 검사는 무엇인가?

이 환자의 경우 가장 시급한 조치는 (1)감염증이 발생했는지를 서둘러 확인하고 (2)만약에 감염증이 발생했다면 그 원인이 무엇인지를 감별하여 (3)적절한 원인적 치료를 시작하는 일이다. 이런 상황을 감안했을 때 혈액배양검사와 함께 복수 천자를 통해 검체를 얻은 후 복수에 대한 세포 분석, 현미경 검사 그리고 세균학 검사를 시행해야 할 것이다.

복수 검사 결과를 살펴보자.

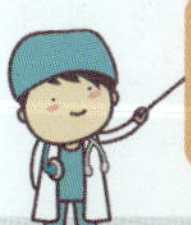

50세 남자, 2일 전에 발생한 발열과 오한을 주소로 내원
수년 전 B형 간염바이러스에 의한 간경변증으로 진단됨

복수 검사 결과	
적혈구수	320/mm^3
백혈구수	10,560/mm^3 (다핵구 84%, 림프구 2%, 조직구 14%) pH=7.6 알부민 농도: 1.4g/dL

Q4. 임상 자료를 분석한 결과를 종합하여 이 환자의 상태를 진단해 보자.

복수검사상 주로 다핵구수 증가에 의한 백혈구수 증가가 두드러진다. 즉, 복수내 다핵구수가 8,870/mm^{3}로서 복막염의 발생이 강력히 의심된다(복수내 다핵구수가 250/mm^3 이상인 경우 임상적으로 복막염의 발생을 의심한다). 그리고 혈청 알부민 농도와 복수 알부민 농도의 차이인 SAAG(serum-ascites albumin gradient)가 0.7로서 이 환자의 복수가 삼출액(exudate)임을 확인할 수 있기 때문에(SAAG가 1.1 미만이면 삼출액으로 판단함) 이 환자에서 복막염이 발생했을 가능성은 매우 높다. 그러나 이 복막염이 자발성(spontaneous)인지 혹은 이차성(secondary)인지에 대해서는 추후에 추가로 감별해야 한다. 한편, 간경변증 환자가 간부전증을 동반하는 경우에는 자발성 세균성 복막염이 발생한 사례가 흔하기 때문에 이 환자에서는 그 가능성을 가장 높게 보고 향후의 치료계획을 세워야 할 것이다.

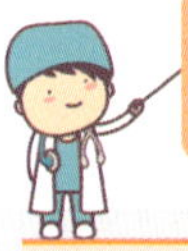

50세 남자, 2일 전에 발생한 발열과 오한을 주소로 내원
수년 전 B형 간염바이러스에 의한 간경변증으로 진단됨

	내원 1개월 전	입원 당시	입원 후 3일째	입원 후 5일째
GOT/GPT	40/36IU/L	58/45	31/28	31/24
ALP/γ-GTP	61/15IU/L	72/27	56/15	53/17
총단백질/알부민	7.8/2.8g/dL	7.2/2.1	6.2/2.7	6.8/3.2
총콜레스테롤	64mg/dL	57	60	62
빌리루빈(전체/직접형)	4.7/2.5mg/dL	7.7/3.1	6.6/3.1	5.7/2.3
프로트롬빈 시간	49%	41	44	51
BUN/Cr	13/0.7mg/dL	33/1.4	16/1.0	14/0.7
일반혈액검사	10.7-3, 200-63K	9.3-11, 000-83K	8.9-5, 400-52K	8.8-3, 200-58K
소변 빌리루빈	+	+	+	+
소변 우로빌리노겐	-	+	-	-
증상	복부 팽만	발열, 복통	복부 팽만	복부 팽만

지금까지 얻은 임상 자료에 대한 분석 결과를 종합했을 때 이 환자의 진단명은 다음과 같다.

(1) B형 간염바이러스에 의한 간경변증

(2) 간세포부전증

(3) 용혈

(4) 자발성 세균성 복막염 (높은 가능성)

환자에 대한 치료로서 응급조치와 함께 즉각적인 항생제 투여를 시작하였다. 입원경과 중 반복적으로 시행한 간기능검사 결과를 살펴보자. 특히, 시간경과에 따른 변화에 주목하자. 그리고 검사 결과를 분석할 때 참고할 수 있는 참고수치는 검사 항목의 정상 범위가 이니라, 입원 당시(복막염 진단 당시)와 합병증이 발생하기 전의 결과라는 점을 잊지 말기로 하자.

Q5. 이 환자에서 항생제 치료 후 시간경과에 따라 간기능검사상 어떤 변화가 나타났는지 분석해 보자

(1) 경미하게 상승했던 혈청 GOT치와 혈청 GPT치는 입원 후 3일째부터 정상화되었다.

(2) 악화했던 고빌리루빈혈증은 입원 후 5일까지 완전히 정상화하지 않았으나 시간 경과에 따라 점차적으로 호전되는 추세이다.

(3) 저하되었던 혈청 알부민치와 혈청 콜레스테롤치는 빠른 속도로 정상화하였다. 프로트롬빈 시간의 지연도 빠르게 입원 전 상태로 회복하였다.

(4) 내원 후에 검출되던 소변 우로빌리노겐도 곧바로 사라졌다.

(5) 혈청 BUN치와 크레아티닌치도 빠르게 정상화하였다.

(6) 백혈구수도 차츰 감소하여 입원 후 5일에 정상화하였다.

Q6. 위와 같은 소견이 의미하는 것은 무엇인가?

복막염의 발생으로 변화하였던 간기능검사 항목들이 항생제 투여 후 일제히 내원 전 상태로 회복된 점을 종합하면 이 환자의 복막염이 항생제 투여에 의해 효과적으로 치료되었음을 알 수 있다. 물론 복수검사를 반복하여 응급실에서 시행한 복수검사에서 나타났던 이상소견 역시 호전되었는지 여부를 확인할 필요가 있다.

오랜 시간 동안 복잡한 간기능검사 분석과정에 생각을 맞추면서 필자와 함께해 온 독자들에게 한없는 감사를 표한다.

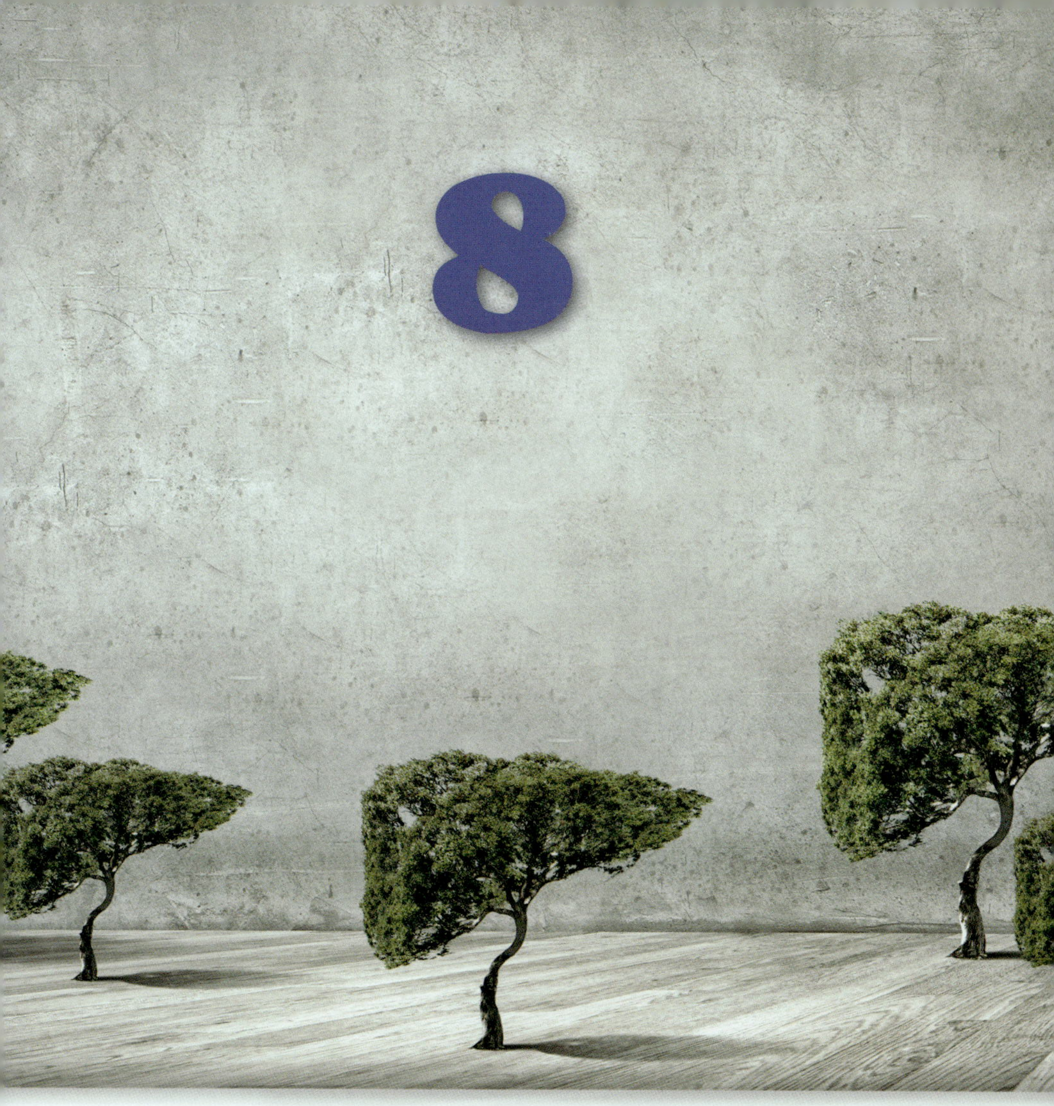

8

간기능 이상을 보이는 환자의 수술

우리나라에는 간질환 환자들이 많다. 특히 만성 B형간염이 가장 큰 문제이다. 30여년 전에 B형간염 예방접종이 도입되어 그 유병률이 많아 낮아지긴 했지만 아직도 전 국민의 2% 내지 3%가 B형 간염바이러스 보유자이다. 게다가 A형 및 C형 간염바이러스 감염증 역시 간질환의 주요 원인이고, 알코올이나 약물에 의한 간질환 역시 증가 추세에 있는 실정이다(그림 8.1). 따라서 외과적 처치가 필요한 환자들 중에 간질환을 가지고 있는 환자 역시 드물지 않게 포함될 수밖에 없는 것이 우리의 현실이다.

간질환 환자를 수술할 경우에는 정상인을 수술할 경우와 달리 몇몇 고려사항들을 잊지 말아야 한다. 간에서는 수많은 물질들이 합성되고 또한 변환되어 배설된다. 그리고 간질환 환자들은 이러한 간세포기능에 장애를 가지고 있다. 한편, 수술적 처치를 위해서는 필연적으로 여러 가지 약물을 사용

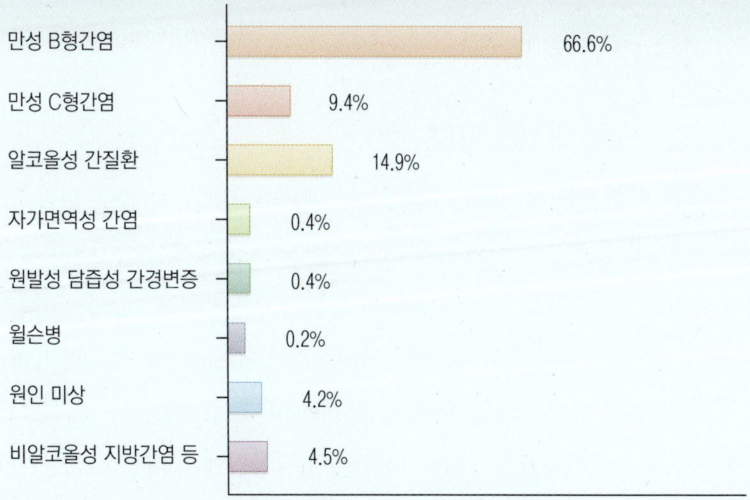

그림 8.1 우리나라 만성 간질환의 원인

우리나라에서는 만성 B형간염이 제일 큰 문제이다. 또한 만성 C형간염, 알코올 간염 및 지방간염 역시 우리나라에서 흔한 주요 간질환이다.
출처: guro.kumc.co.kr

해야 하고 이들 중 많은 것들은 간에서 대사되어 장관으로 배설된다. 그러므로, 간질환 환자의 경우 수술 시 흔히 사용하는 마취제, 근육이완제, 진통소염제 혹은 신경안정제 등의 제거 및 배설이 정상인과 다를 수밖에 없다. 따라서 수술 전후 약물을 사용할 때 특별한 주의 및 처치가 필요하다.

또한 마취 및 수술은 어느 정도의 혈역학적(hemodynamic) 변화를 동반하게 마련이다. 그리고 간질환이 있는 환자들은 이러한 변화에 간손상을 입을 가능성이 상대적으로 높다. 간세포기능이 저하된 환자에서 출혈과 세균 감염이 발생할 가능성 역시 상대적으로 높다. 따라서 이들에게 수술이 필요한 경우 수술 전후에 간기능에 대한 세심한 평가와 적절한 처치가 필수적이다.

이제부터 간질환 환자에서 수술 위험성을 예측할 수 있는 인자들과 수술 전후 간부전증을 유발할 수 있는 인자들에 대해 기술하고자 한다. 또한 간질환 환자에 대한 수술 시 필요한 처치에 대해서도 고찰하고자 한다.

1. 마취 및 수술이 간에 미치는 영향

1) 각종 마취제가 간에 미치는 영향

현재 사용중인 마취제들 중 간에 직접적으로 해독을 끼치는 약물은 없다. 그러나 척추마취 및 흡인성 전신마취에 사용하는 모든 마취제들은 간혈류량을 감소시켜 간으로 가는 산소 공급을 원활치 못하게 할 수 있는 것으로 알려져 있다. 정상인 88예를 대상으로 한 연구에서, 에테르(ether)와 할로탄(halothane) 마취에 의해 각각 12%와 18%의 간혈류량이 감소하였음을 보고한 바 있다. 이러한 정도의 간혈류량 감소는 대부분의 정상인에게 허혈성 간질환을 유발하지 않는 것으로 알려져 있어 임상적으로 크게 문제 삼을 필요는 없을 것으로 보인다. 그러나 간질환을 가지고 있는 환자의 경우에는 마취에 의한 간혈류량 감소가 더욱 심해서 평균 35%의 간혈류량이 감소하는 것으로 알려져 있다. 따라서 기왕에 간질환이 있는 환자의 경우에는 마취에 의한 허혈성 간손상이 발생할 가능성이 높기 때문에 임상적으로 수술 후 간부전증이 유발될 수 있을 것이다.

간질환 환자의 경우 마취 및 수술에 의한 간손상을 최소화하기 위해 마취제를 선별할 필요가 있다. 할로탄(halothane)이나 엔플루란(enflurane)은 전신적으로 혈관을 확장하고 심근수축을 억제함으로써 간혈류량을 감소시켜 허혈성 간염을 유발할 수 있다. 또한 이들 마취제들은 간에서 대사되는 양이 상대적으로 많아 대사산물에 의한 독성 간염을 일으킬 수도 있다. 그리고 척추마취제 역시 평균 동맥압을 감소시킬 수 있기 때문에 주의가 필요하다. 반면에, 아이소플루란(isoflurane), 데스플루란(desflurane) 및 세보플루란(sevoflurane) 등은 이러한 부작용이 비교적 적기 때문에 간질환 환자의 수

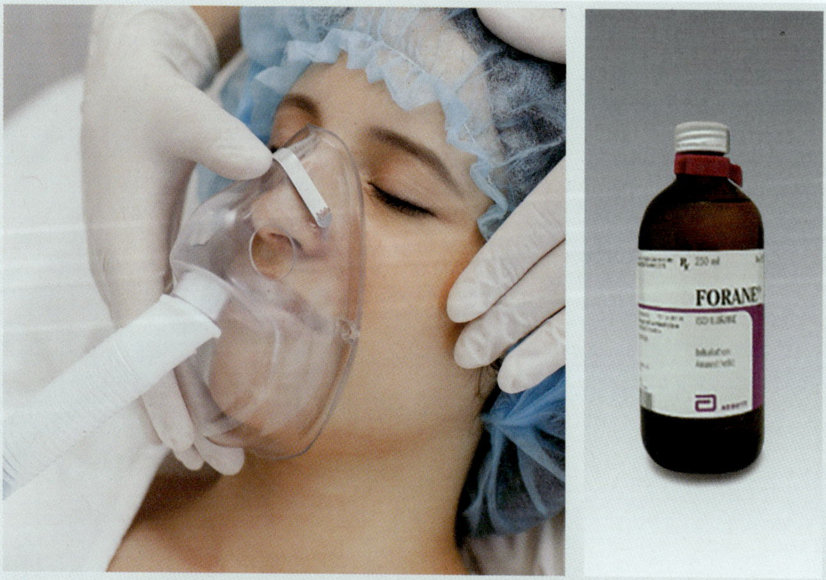

그림 8.2 전신마취 유도과정과 흡인성 마취제 아이소플루란

간질환 환자에게 전신마취가 필요한 경우 아이소플루란, 데스플루란, 세보플루란 등의 마취제가 선호되고 있다.

술에 선호되고 있다(그림 8.2).

2) 수술이 간에 미치는 영향

수술의 종류는 간질환 환자에서 수술 후 간기능 장애의 발생 여부에 큰 영향을 미친다. 즉, 복부 수술은 복부 이외의 수술에 비해 간혈류량을 좀 더 많이 감소시킨다. 또한 담도 수술 같은 상복부 수술이 하복부 수술에 비해 간부전증을 유발할 위험성이 상대적으로 높다. 개복 수술의 경우 필연적으로 복강 내 장기들을 견인하게 되어 내장혈관들을 반사적으로 확장시킴으로써 저혈압을 유발할 수 있고, 특히 상복부 수술일 경우 문정맥이나 간동맥을 통한 간혈류량을 더욱더 감소시키기 때문이다. 관련된 연구에 의하면, 할로탄 마취 후 헤르니아 봉합술(herniorrhaphy) 혹은 유방종괴 제거술을 시행하는 경우 수술 중에 평균 24%의 간혈류량이 감소하는 반면, 부분적 위절제술이나 담낭절제술을 시행하는 경우에는 58%의 간혈류량이 감소하는 것으로 알려져 있다. 그리고 수술 시 출혈이 많으면 많을수록 간혈류량의 감소가 심해져 간에 허혈성 간손상을 일으킬 가능성이 더욱더 높아질 것이라는 사실은 쉽게 짐작할 수 있다. 또한 응급 수술을 시행할 경우 선택적 수술에 비해 수술 후 합병증 발생의 가능성이나 사망률이 높아진다.

비대상성(decompensated) 간경변증 환자의 경우 심장 수술에 따른 사망률도 매우 높은 것으로 보고되고 있다. 즉, 간기능을 평가하는 차일드(Child) 등급으로 간질환 환자를 구분하였을 때, 차일드 B등급 간질환 환자의 경우에는 관상동맥 우회로 조성술 혹은 판막 교체술에 따른 수술 후 사망률이 80%에 달하는 것으로 보고되었다. 이는 차일드 A등급 환자의 사망률에 비해 월등히 높은 수치이다. 이 보고에서 분석한 사망의 주요 원인은 수술 후 심부전증 보다 간세포부전증에 의한 감염증 및 출혈이었다. 따라서 심장 질환 때문에 수술적 처치를 고려해야 하는 환자가 진행성 간경변증을 동반하고 있을 경우에는 가능한 한 혈관조형술, 판막조형술 등 상대적으로 비침습적인 치료법을 우선적으로 시도하는 것이 권장되고 있다. 최근에 이런 환자의 치료를 위해 심장 수술 전이나 후에 간이식 수술을 시도하였다는 보고가 있기는 하지만 아직까지 이에 따른 위험은 매우 큰 것으로 알려져 있다.

3) 기타 인자들이 간에 미치는 영향

마취제 이외에도 출혈이나 심부전증에 의한 저혈압, 저산소증, 과탄산혈증(hypercapnia), 혈관활성(vasoactive) 약물의 사용 그리고 간헐적 양압 호흡(intermittent positive pressure ventilation) 등이 수술 과정에서 간혈류량을 감소시킴으로써 간세포내 산소 포화도에 영향을 미치는 것으로 알려져 있다. 과탄산혈증은 내장혈관의 교감신경계를 자극하여 문맥 혈류를 감소시킨다. 따라서, 특히 간질환 환자들의 경우 수술 도중 이산화탄소 분압을 35 내지 40mmHg 범위로 유지시킴으로써 간혈류량의 감소를 예방하여야 한다.

4) 간질환 환자에게 약물을 사용할 때 주의사항

간질환 환자의 경우에는 수술 시 흔히 사용하는 신경근육차단제의 작용시간이 길어진다. 따라서 간질환이나 담도질환이 있는 환자에게는 간에서 대사되는 양이 적은 아트라큐리움(atracurium)을 권장할 만하다. 또한 간이식과 같이 장시간의 수술이 필요한 경우에는 작용시간이 긴 근육이완제인 독사큐리움(doxacurium)이 권장되고 있다.

모르핀(morphine)이나 메페리딘(meperidine)은 펜타닐(fentanyl)이나 수펜타닐(sufentanyl)과 달리 간에서 주로 대사되기 때문에 사용에 주의를 기울일 필요가 있다. 또한 디아제팜(diazepam)이나 클로로디아제팜(chlorodiazepoxide) 같은 벤조디아제핀(benzodiazepine) 계통의 안정제들 역시 간질환 환자에서 작용시간이 연장될 수 있기 때문에 이들에게는 간내 대사과정 없이 배설되는 옥사제팜(oxazepam)이나 로라제팜(lorazepam)이 선호되고 있다. 바르비트레이트(barbiturate) 역시 간질환 환자에게 간성 뇌병증을 유발시킬 수 있으므로 사용 시 각별한 주의가 요망된다.

2. 각종 간질환 환자의 수술 시 위험성 평가

간질환 환자의 수술에 따른 위험도를 정확히 평가하는 일은 쉽지 않다. 지금까지 보고된 자료들은 대부분 간경변증 환자들이 개복 수술을 받은 경우에

박스 8.1 간질환 환자에서 선택적 수술의 금기사항

1. 급성 바이러스성 간염
2. 급성 알코올성 간염
3. 전격성 간부전증
4. 심한 만성간염
5. 차일드 C등급 간경변증
6. 심한 혈액응고 장애
   1) 비타민 K 투여에도 불구하고 프로트롬빈 시간 3초 이상 연장
   2) 혈소판수 $<50,000/mm^3$
7. 심한 간외 동반질환
   1) 저산소증
   2) 심근병증 혹은 심부전증
   3) 급성 신부전증

출처: Friedman LS(1999). The risk of surgery in patients with liver disease. *Hepatology* 29: 1617-1623.

국한되고 있기 때문에, 급성 혹은 만성간염 환자의 경우에 그대로 적용하기 어려운 제한점이 있다. 그러나 박스 8.1에 열거한 경우들은 일반적으로 선택적 수술을 피하는 것이 좋을 것으로 보인다.

1) 급성간염

급성간염은 선택적 수술(elective surgery)에 금기사항이다. 황달 환자를 진단 목적으로 개복하였을 때 급성 바이러스성 간염으로 진단된 환자들의 수술 사망률이 9.5%에서 13%에 달했다는 보고가 그 근거이다. 급성 알코올성 간염도 선택적 수술을 피해야 한다. 왜냐하면, 이런 환자에서 개복 간생검술이나 문맥전신계단락조성술을 시행했을 경우, 사망률이 55%에 이르렀다는 보고가 있기 때문이다.

2) 만성간염

만성간염 환자의 수술 위험도는 임상적, 생화학적 및 조직학적 중증도에 비례하는 것으로 알려져 있다. 경도의 만성간염 환자가 증상이 없는 경우에는 선택적 수술에 비교적 안전한 것으로 보고되어 있다. 반면에, 증상이 있거나 조직학적으로 심한 정도의 간염을 가진 환자의 수술 위험도는 상대적으로 높은 것으로 알려져 있다. 특히, 간세포의 합성기능에 장애가 있는 환자, 문맥압 항진증을 동반한 환자 혹은 간조직 생검상 심한 간세포 괴사를 동반한 환자의 경우에는 수술 위험도가 높은 것으로 보고되고 있다. 또한 간세포암종을 절제하는 경우에 동반된 만성간염의 중증도가 심한 환자들에서 특히 수술 후 종양의 재발이 흔한 것으로 보고되고 있는 바 이에 대한 고려 역시 필요할 것으로 보인다.

3) 지방간

중등도 이상의 지방간을 가진 환자는 간절제술 후 사망률이 높은 경향이 있다. 그러나 급성 알코올성 간염과 달리 알코올성 혹은 비알코올성 지방간은 수술에 금기사항이 아니다. 물론, 가능하면 수술 전에 일정 기간 동안 금주하는 것이 좋다. 알코올 섭취를 계속하면, 알코올에 의해 할로탄 간독성이 증가하거나 아세트아미노펜(acetaminophen) 같은 진통소염제에 의한 간독성이 높아지는 등 수술 후 합병증이 발생할 위험이 높기 때문이다.

4) 간경변증

간경변증 환자의 수술 후 사망률은 차일드 등급에 따라 크게 다르다. 1984년 개리슨(Garrison) 등은 차일드 A, B 및 C등급 간경변증 환자의 개복 수술 후 사망률이 각각 10%, 31% 및 76%로 큰 차이를 나타낸다고 보고하였다. 또한 1997년 만소(Mansour) 등도 차일드 A, B 및 C등급 간경변증 환자의 수술 후 사망률을 각각 10%, 30% 및 82%로 보고하였다. 이와 같은 결과는 대부분 후향적 연구의 산물이어서 수술 전에 시행하는 어떤 조치들이 간기능을 향상시키고 그에 따라 어떻게 수술 결과를 향상시키는지에 대해서는 언급하기 힘들다. 그러나 일반적으로 차일드 A등급의 간경변증 환자들은 선택적 수술을 시행하는데 문제가 없으며 차일드 B등급 환자의 경우 심장수술이나 대량의 간절제술을 제외하면 적절한 조치 후에 비교적 안전하게 수술할 수 있으나 차일드 C등급의 경우에는 수술에 금기사항이 된다고 정리할 수 있다.

간경변증 환자들은 흔히 간폐증후군(hepato-pulmonary syndrome), 복수나 흉막 삼출에 의한 제한성 폐질환 혹은 폐고혈압 등을 동반한다. 또한 자가면역성 간질환의 경우 드물지 않게 면역매개성 폐질환 등에 의한 호흡 장애를 동반한다. 간경변증 환자가 심한 저산소혈증[산소 분압(pO_2)

<60mmHg]을 동반하는 경우는 수술에 상대적 금기사항이 된다. 물론 간폐증후군의 치료 목적으로 간이식 수술을 시행하는 경우는 예외이다. 다행히 간경변증에 심한 저산소혈증이 동반되는 사례는 흔치 않으나 비대상성 간경변증 환자를 수술할 때에는 일반적인 경우보다 고농도의 산소를 사용하는 것이 권장된다.

3. 간질환 환자의 수술 전 검사 및 처치

1) 간질환 환자의 수술 전 검사

간질환 환자에게 마취 및 수술을 시행해야 할 때에는 정상인에 비해 상대적으로 많은 위험이 따르며 수술 후 간부전증의 발생 위험이 높기 때문에 수술 전에 간질환의 존재 여부를 확인하는 일이 중요하다. 따라서 병력청취 시 수혈, 문신, 약물 혹은 알코올 남용 등의 간질환 위험인자들과 현재 사용 중인 약물을 확인함은 물론 황달이나 간질환의 기왕력이나 가족력이 있는지 예전에 마취 후 발열이나 황달의 병력이 있었는지 등도 확인해 두어야 한다. 병력청취나 신체검사를 시행할 때 간질환의 가능성을 짐작하게 하는 증상과 징후로는 피로감, 소양증, 복부팽만, 황달, 수장 홍반(palmar erythema), 거미상 혈관종(spider angioma), 비장종대(splenomegaly), 여성형 유방 및 고환위축 등이 있다.

간질환을 가지고 있다는 사실을 이미 알고 있는 환자의 경우에는 특히 황달, 복수 및 뇌병증의 존재 여부를 확인하여야 한다. 또한 반드시 생화학적 검사를 시행하여 간질환의 중증도를 평가하여야 하며 필요한 경우 그 원인에 대한 검사도 시행하여야 한다.

수술 위험도를 예측하기 위해 유당제거능이나 아미노피린 호흡검사 혹은 인도사이아닌 그린 제거능 시험 등의 정량적 간기능검사를 시행하기도 하지만 이런 검사들이 차일드 등급 이상의 장점을 가지고 있는지에 대해서는 임상의사들 간에 이견이 있다. 따라서 이러한 간기능검사를 적용함으로써 수술 결과를 향상시킬 수 있을지에 대해서도 의견이 일치하지 않는다.

2) 간질환 환자의 수술 전 처치

복수, 간성 뇌병증 혹은 출혈경향이 있는 환자에게는 수술 전에 이들을 조절하기 위한 치료가 선행되어야 한다. 즉, 비타민 K와 신선 냉동혈장을 투여하여 가능한 한 프로트롬빈 시간을 정상의 3초 이내 연장 범위로 조절하여야 한다. 그리고 혈소판감소증이 있는 환자의 경우 성분수혈을 통하여 혈소판을 100,000/mm^3 이상으로 조절하는 것이 바람직하다. 또한 수술 전에 복수를 충분히 조절하는 것이 수술 후 창상의 파열과 복벽 탈장을 예방하는 방법이므로 필요한 경우 개복 전에 복수 천자를 시행하는 것이 좋다. 간질환 환자들은 수술 후 간성 뇌병증이 발생하거나 기존의 간성 뇌병증이 악화하는 경우가 흔하다. 수술 전후 변비, 알칼리증, 중추신경억제제의 사용, 저산소증, 패혈증, 고질소혈증 및 위장관 출혈 등으로 인해 간성 뇌병증이 유발될 수 있기 때문이다. 따라서 수술 전에 간성 뇌병증의 존재 여부 및 기왕력에 대해 확인하고 이들을 적절히 치료하는 것이 수술 후 환자의 관리에 유리하다. 수술 전 신기능검사 역시 중요하다. 간질환 환자에서 수술 후에 신부전증이 발생하거나 악화하는 일이 흔하기 때문이다. 수술에 의해 위식도정맥류의 출혈이 증가한다는 근거는 없지만, 예전에 식도정맥류 출혈이 있었던 환자는 수술 전에 이를 적절히 치료하고 수술 전후 수액의 과다 사용을 자제하는 것이 좋다. 간경변증 환자는 영양결핍증을 동반하기 쉽다. 이러한 환자에게 간절제술을 시행할 경우 수술 전후에 적절히 영양을 공급하면 수술 후 합병증이 감소하고 단기 생존율이 향상되었다는 보고도 있다.

간질환의 원인에 따라 추가로 고려해야 할 사항들이 몇 가지 있다. 스테로이드를 사용 중인 자가면역성 간질환 환자의 경우 수술 후에 일시적으로 히드로코르티손(hydrocortisone)을 추가로 투여할 필요가 있다. 혈색소증 환자들을 수술할 때에는 당뇨에 대한 감시는 물론 심근병증의 동반 가능성을 잊지 말아야 한다. 윌슨병 환자는 신경과적 질환을 동반할 수 있고 수술 후에 관련 증상이 악화할 수 있으므로 주의를 요한다. 또한 디페니실아민(D-penicillamine)이 콜라겐의 교차 결합을 저해하여 창상 치유를 방해할 수 있으므로 수술 후 1주 내지 2주간 약물의 용량을 줄여주는 것이 좋다.

4. 간질환 환자의 수술 후 검사 및 처치

수술 후에 혈청 GPT치, 혈청 ALP치 및 혈청 빌리루빈치가 상승하는 경우는 드물지 않다. 대부분의 정상인에게 있어서 이러한 변화는 일시적이고 임상적으로 문제를 일으키지 않는다. 그러나 기왕에 간질환이 있는 환자들에게는 이러한 정도의 간세포 손상이 간부전증을 유발할 수 있고 이어서 대량 출혈이나 세균 감염 등의 심각한 합병증을 일으킬 수도 있다.

간질환 환자를 수술한 후에는 황달, 뇌병증 및 복수 등을 포함하여 간부전증의 발생 여부를 꼼꼼하게 추적해야 한다. 일반적으로 프로트롬빈 시간과 혈청 빌리루빈치가 간기능의 변화를 추적하는데 활용된다. 그러나 혈청 빌리루빈치는 대량 수혈, 수술 중 저혈압 혹은 패혈증 등 다양한 원인에 의해서도 상승할 수 있기 때문에 수술 후에 혈청 빌리루빈치의 상승이 발견되는 경우에는 다음 단계로서 그 원인을 감별하는 검사가 반드시 필요하다.

수술 후에는 신기능에 대한 추적검사도 필수적이다. 수술 후에 일반적으로 발생할 수 있는 신기능 장애 이외에도 간질환 환자들에게는 간신증후군(hepatorenal syndrome)이 발생할 수 있기 때문이다. 또한 간질환 환자들에게는 수술 후에 간세포기능 장애에 의해 저혈당이 발생할 수 있기 때문에 이에 대해서도 철저히 감시하고 필요한 경우 적절히 치료해야 한다.

5. 결론

간질환 환자들은 마취 및 수술에 따른 합병증의 발생 그리고 사망의 위험도가 상대적으로 높다. 따라서 수술 전에 그 위험도를 정확히 평가하고 선택적 수술의 경우 대상을 선별하는 일이 매우 중요하다. 수술이 불가피할 경우에는 수술 전에 적절한 처지를 시행함으로써 수술에 따른 위험도를 감소시킬 수 있다. 수술 방법을 선택하거나 수술 전후 약물을 사용할 경우에도 특별한 고려가 필요하다. 또한 수술 후 간부전증의 발생 여부를 감시하고 이를 예방 혹은 치료하는 일 역시 간질환 환자의 수술 후 사망이나 합병증 발생을 줄이는 방법일 것이다.

9

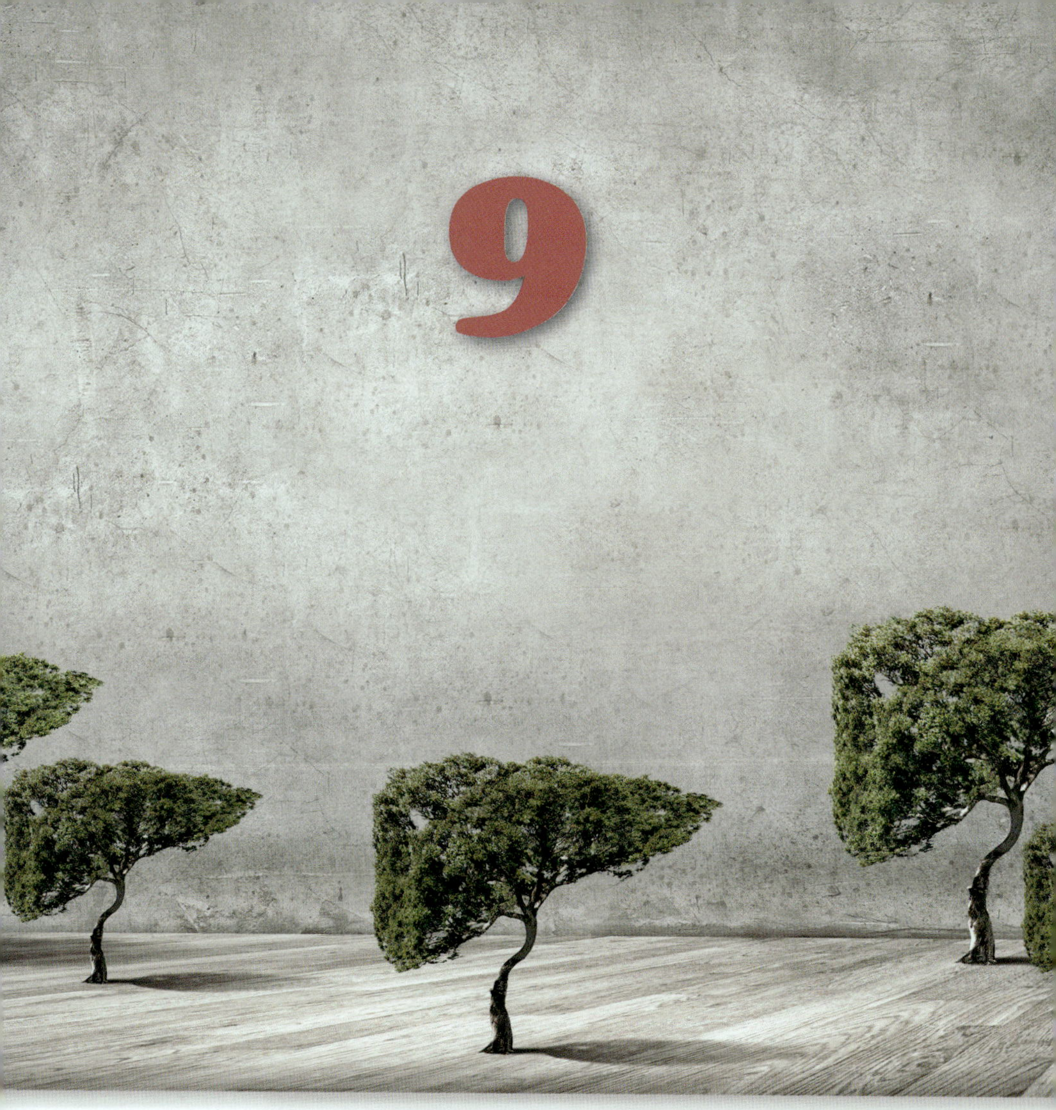

요약과 정리

간기능검사는 간질환을 진단하고 중증도를 평가하며 예후를 판단하고 치료 후 경과를 관찰하는데 필수적이다. 만성 간질환을 가지고 있거나 간질환을 가질 위험이 높은 사람의 경우에 간기능 상태를 정확히 파악하고 더 이상의 간손상을 예방하여 잔여 간기능을 잘 유지하는 일이 중요함은 더 이상 부연할 필요가 없을 것이다. 이런 환자의 경우에는 정기적으로 그리고 반복적으로 간기능검사를 시행하게 되고 그 결과에 대한 분석을 통해 간과 간질환의 상태를 파악하게 된다. 이러한 순서로 이루어지는 진단과정은 향후의 치료계획에 반영되어 궁극적으로 환자에게 이익을 가져다 주는데 매우 긍정적으로 활용된다.

간기능검사는 건강한 사람들에게도 관심의 대상이다. 건강검진에서 시행하는 간기능검사의 가장 중요한 부분은 혈청 생화학검사이다. 그 이외에도 혈액검사, 소변검사, 영상검사 등이 간질환의 유무나 중증도를 파악하는데 도움을 준다. 간기능은 생명을 유지하는 데에 필수적이다. 그러므로 간기능 이상의 유무와 정도를 파악하여 간기능을 잘 유지하도록 관리하는 일은 누구에게나 매우 중요하다. 이러한 이유로 요즘에는 건강검진을 받는 모든 이들에게 반드시 간기능검사를 시행한다. 그러므로 이제 간기능검사에 관한 기본지식은 현대인에게 상식으로 대접받게 되었다.

간기능검사는 매우 오래된 검사법이고 진단능률이 낮을 수도 있는 검사법이다. 예민도가 낮아 간기능 이상을 예민하게 반영하지 못할 수도 있고 특이도가 낮아 어떤 상태가 존재하지 않음을 나타내지 못할 수도 있다. 이 검사법의 의미를 피상적으로 이해하거나 이를 효과적으로 사용할 줄 모르는 이들에게는 더욱 그렇다. 그러나 간단한 간기능 검사가 그토록 오랫동안 많은 환자들에게 시행되어온 이유가 분명히 있을 것이다. 잘 사용하면 간담도질환을 진단하는데 많은 도움을 얻을 수 있기 때문일 것이다. 특히, 어떤 질환의 진단과정 초기에 사용하는 검사법으로서 매우 유용하게 임상에서 활용할 수 있기 때문일 것이다. 물론 잘 이용해야 한다는 전제조건이 있다. 필요에 따라 적절하게 간기능검사를 시행하고, 결과로 얻은 자료를 올바르게 분석해서 가장 정확하고 풍성한 정보를 얻어내며, 이어서 그 정보를 이용하여 궁극적으로 환자에게 이익을 돌려줄 수 있어야 한다.

1. 퀴즈와 해설

지금까지 함께 고찰한 간기능검사와 간기능검사 분석법에 대해 정리하는 의미로 몇 가지 문제를 함께 풀어보자.

Q1. 다음의 간기능검사법 중 담즙정체(Cholestasis)의 유무 및 정도를 반영하는 검사 항목은?

① 혈청 GOT치

② 혈청 ALP치

③ 혈청 알부민치

④ 혈청 콜레스테롤치

⑤ 프로트롬빈 시간

정답: ②

해설: 혈청 GOT치는 간세포 괴사를 반영하고 혈청 알부민치, 혈청 콜레스테롤치 그리고 프로트롬빈 시간은 간의 합성 기능을 반영한다. 담즙정체를 반영하는 간기능검사 항목은 혈청 ALP치, 혈청 γ-GTP치 그리고 혈청 빌리루빈치이다. 물론 소변 빌리루빈이나 소변 우로빌리노겐, 대변색 등도 담즙정체의 유무 및 정도를 반영할 수 있다. 또한 혈청 ALP치, 혈청 γ-GTP치 그리고 혈청 빌리루빈치가 담즙정체 이외의 원인에 의해서도 상승할 수 있음도 기억해야 한다.

Q2. 다음 질환들 중, 혈청 GPT치에 비해 혈청 ALP치가 현저하게 상승한 간기능검사 소견을 나타내는 질병은?

① 급성 바이러스성 간염(acute viral hepatitis)

② 알코올성 간염(alcoholic hepatitis)

③ 간경변증(liver cirrhosis)

④ 췌두부암종(pancreatic head cancer)

⑤ 당뇨병(diabetes mellitus)

정답: ④

해설: 혈청 알칼리성 포스파타제치의 상승 정도가 혈청 트란스아미나제치에 비해 월등히 높을 경우엔 담석이나 종양에 의한 담도 폐쇄, 사르코이드증(sarcoidosis)이나 아밀로이드증, 간결핵, 간농양, 전이성 종양 등과 같은 침윤성 질환을 의심해야 한다. 더욱이 몇몇 암종은 스스로 이 효소를 분비하여(secrete) 혈청 효소치를 크게 상승시키기도 한다. 그러므로 위의 예들 중에서는 ④ 췌두부암종이 이에 해당한다.

Q3. 다음은 간세포의 네 가지 주요 기능이다. 급성 간세포손상 시 가장 먼저 영향을 받는 기능은?

① 포도당 대사

② 저장

③ 합성

④ 제거와 배설

정답: ④

해설: 간의 제거와 배설 기능을 반영하는 검사항목인 소변 빌리루빈, 혈청 담즙산 혹은 BSP 시험은 간손상의 초기부터 이상소견을 나타낸다. 반면에, 간효소 수치나 혈청 빌리루빈치는 간손상이 중등도 이상일 때에 이상소견을 보인다. 더욱이 혈청 알부민이나 혈청 콜레스테롤치 그리고 프로트롬빈 시간 등은 간세포 기능이 현저하게 감소한 후에 비로소 이상소견을 나타낸다. 따라서 정답은 ④ 제거와 배설 기능이다.

Q4. 다음의 간기능검사 중 가장 경미한 간세포손상까지 진단할 수 있는 검사항목은?

① 혈청 GTP치

② 혈청 ALP치

③ 혈청 빌리루빈치

④ 혈청 담즙산치

⑤ 혈청 콜레스테롤치

정답: ④

해설: 소변 빌리루빈, 혈청 담즙산 혹은 BSP 시험은 간손상의 초기부터 이상소견을 내는 반면에, 간효소 수치나 혈청 빌리루빈치는 간손상이 중등도 이상일 때에 이상소견을 보인다. 그리고 혈청 알부민치나 혈청 콜레스테롤치, 프로트롬빈 시간 등은 간세포 기능이 현저하게 감소한 후에 비로소 이상소견을 나타낸다. 따라서 정답은 ④ 혈청 담즙산치이다.

2. 맺는 말

임상에서 간기능검사를 효율적으로 이용하기 위해서는 몇 가지 고려해야 할 점이 있다. 우선 간기능검사에 앞서 환자의 병력을 자세히 청취하고 정확한 신체검사를 시행함으로써 많은 간담도 질환들을 감별해낼 수 있다. 그런 이후에 환자에게 좀 더 유익할 수 있는 간기능검사 항목을 선택하여 시행하는 것이 환자의 문제에 보다 정확히 접근할 수 있는 방법이다. 환자의 신체검사를 무시한 채 검사에만 의존하면 불필요한 검사를 맹목적으로 시행함으로써 혼란을 초래할 수 있고 정확한 간기능을 평가하는 데에도 오히려 장애가 될 수 있다.

간기능검사 역시 다른 검사와 마찬가지로 제한점을 가지고 있다. 아니 제대로 활용하지 못하는 경우에는 검사의 민감도(sensitivity)와 특이도(specificity)가 다른 검사에 비해 상대적으로 낮을 수도 있다. 따라서 간기능검사를 임상에서 효율적으로 적용하기 위해서는 이 검사를 적절하게 활용하는데 필요한 기술을 습득함은 물론 검사 결과를 분석함에 있어서 검사의 민감도와 특이도를 반드시 염두에 두어야할 것이다.

이 책에서는 손쉽게 얻을 수 있는 검체를 이용하여 간단한 간기능검사를 시행하고 그 결과를 가장 효과적으로 분석함으로써 최대한의 정보를 얻어낼 수 있는 능력을 갖출 수 있도록 훈련하는데 초점을 맞추었다. 이를 위해 가능한 한 다양한 사례의 간기능검사 결과를 함께 분석하였다. 이러한 우리의 동행이 부디 간기능검사를 이용하는 독자들의 임상기술을 향상시키는데 도움이 되었기를 간절히 바란다.

그 동안 필자는 간기능검사 결과를 효율적으로 분석하여 최대한 정확하고 많은 정보를 얻어낼 수 있는 요령에 대해 강조하였고 우리는 다양한 사례를 연구분석하여 그 과정을 함께 수련해왔다. (1)간기능을 네 가지 범주로 나누어 분석한다. (2)정상 범위 안에 있는 검사 결과도 좀 더 세밀하게 분석한다. (3)검사의 이상소견 중증도를 반정량적으로 분석한다. (4)시간 경과에 따른 변화를 확인한다. (5)전형적인 임상 상황에 대한 간기능 이상소견을 숙지한다. 그리고 (6)다른 임상검사 결과들과 종합적으로 해석하자고 반복적으로 강조해왔다. 앞으로 우리가 간기능검사 결과를 분석할 때마다 이런 점들을 반드시 기억하기로 하자.

이제 드디어 우리의 장도를 정리할 시간이 되었다.

지금까지 우리는 간기능검사에 대해 심도 있게 연구하고 이를 임상에서 가장 효율적으로 이용할 수 있는 임상기술을 수련해왔다. 그 목적은 간기능검사상 이상소견을 가진 환자들이 자신의 문제를 해결하고 궁극적으로 이익을 얻도록 하는 데에 있다. 이를 위해 지금까지 우리가 함께 연구한 간기능검사를 그리고 꼼꼼하게 수련해온 우리의 귀한 임상기술을 효율적으로 이용할 수 있기를 소망한다.

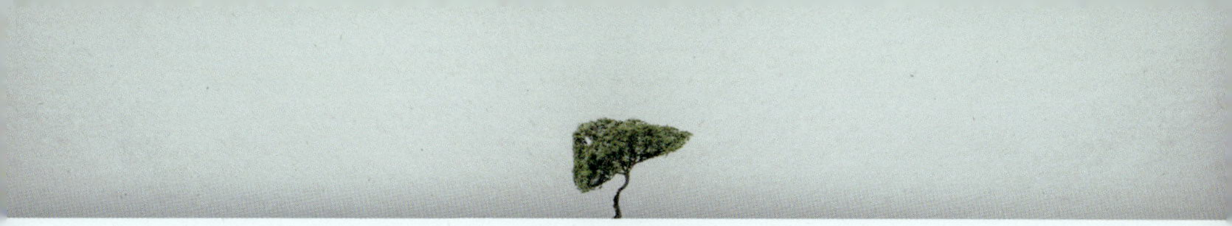

찾아보기

A

B

C

D

E

F

G